U0221695

写给家人的极简健康指南

项乐宏　主编

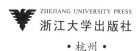

ZHEJIANG UNIVERSITY PRESS

浙江大学出版社

·杭州·

图书在版编目（CIP）数据

写给家人的极简健康指南 / 项乐宏主编. — 杭州：
浙江大学出版社, 2023.11（2024.7重印）
ISBN 978-7-308-24006-2

Ⅰ.①写… Ⅱ.①项… Ⅲ.①保健—指南 Ⅳ.
①R161-62

中国国家版本馆CIP数据核字(2023)第125831号

写给家人的极简健康指南
项乐宏　主编

策划编辑	徐　婵	
责任编辑	顾　翔	
责任校对	陈　欣	
封面设计	VIOLET	
出版发行	浙江大学出版社	
	（杭州市天目山路148号　　邮政编码　310007）	
	（网址：http://www.zjupress.com）	
排　版	杭州林智广告有限公司	
印　刷	杭州钱江彩色印务有限公司	
开　本	880mm×1230mm　1/32	
印　张	5	
字　数	144千	
版 印 次	2023年11月第1版　2024年7月第2次印刷	
书　号	ISBN 978-7-308-24006-2	
定　价	49.00元	

前　言

　　这是一本有关身体健康的书，介绍了心血管疾病、腰椎间盘突出症等疾病的病症、发病机制，以及预防和治疗的手段。相比专业的医学书籍，这本书更加浅显易懂，我们甚至插入了一些漫画，以帮助您更好地阅读和理解。

　　绝大部分人在出生时都拥有健康的体魄，犹如一台崭新的机器，但随着时间的流逝，可能因为使用方式不恰当，也可能因为疏于保养，慢慢地，人的身体出现了各种各样的毛病，这些毛病甚至影响了人的寿命。

　　2019 年，《国务院关于实施健康中国行动的意见》《健康中国行动（ 2019—2030 年)》等有关健康中国行动的文件相继出台，这些文件围绕疾病预防和健康促进两大核心，着力推进人民健康工作从"以治病为中心"向"以人民健康为中心"转变，从注重"治已病"向注重"治未病"转变，强调预防的重要性。事实上，随着社会的发展，以及人们的生活水平的提升，人们的健康理念的确发生了潜移默化的改变——以往是"有病治病"，而今更加注重"健康管理，疾病预防"。

　　我们都知道，很多疾病的形成往往是长时间演变的结果，这一形成过程有时长达几年，甚至几十年。在发生器质性病变之前，器官的功能会先下降，只要下降到一个临界点，器官就会发生病变。因此，及时采取措施，扭转病变趋势，不仅能减少日后患病的痛苦，还可以避免更多的医疗费用支出——正如古人所讲，"小病不治，大病吃苦"。

　　乐歌人体工学科技股份有限公司多年来深耕大健康领域，围绕智能升降核心技术，以用户的健康、舒适、安全、高效为己任，创新推出更加符合人体工学的健康办公、智慧家居产品。

以智能升降桌为例。久坐一族几乎无法脱离颈椎病、腰椎间盘突出症、肥胖症、心血管疾病等疾病的困扰，而对正处于快速生长发育期的中小学生来说，传统书桌同样无法满足他们的需求——桌子的高度不能适应孩子身高的变化，所以容易造成脊柱侧弯、近视等问题。正因为如此，智能升降桌必不可少。首先，哈佛大学一项研究表明，每天坐站交替 7 次，累计站立 2 小时，可加快新陈代谢，消耗更多卡路里。其次，丹麦等发达国家的工会甚至会明确要求雇主企业为员工提供人体工学办公用品，例如智能升降桌。

为国民健康保驾护航的，以增强体质为核心的健身、防病思想"治未病"，以适应自然变化、增强机体抗病能力为基本原则，强调从功能的、整体的变化来把握生命健康水平，未病先防，有病早治，已病防变，病后调护。总之，"治未病"是人类保健养生、防治疾病的最高境界。"治未病"对于全民健康素质的提高，能够发挥重要作用。

目　录

第三章 特别的爱给特别的你

第四章 这些小秘密自己知道就好

第一章

保护我们的心血管

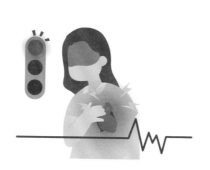

为什么看起来健康的人会猝死？
——预防冠心病要趁早

冠心病离猝死仅一步之遥

32 岁的大强是一名互联网公司的程序员，平时工作节奏很快。最近他刚升职，接了几个新项目，每天高强度地工作。一段时间后，他开始感到胸闷、胸痛，有时候甚至喘不上气。去医院做检查，医生一看报告："你这是冠心病，随时有生命危险，要马上住院！"原来大强患上了危险的冠心病。

在日常生活中，有这样一些人，在进行简单的日常活动，如步行、爬楼梯时，会出现胸闷、胸痛，甚至昨天还在谈笑风生，今天就突然离开了我们。这有可能是冠心病在作祟。

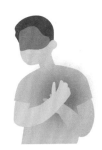

冠心病

一、冠心病令人震惊的数据

全球疾病负担（GDB）的一项研究显示，2016 年，世界上 1.265 亿人有冠心病，890 万人因此死亡，其中中国人占 19.6%。[1]

近年来，中国心血管病患病率持续上升。按比例来算，中国国内现有患病人数 3.3 亿，其中冠心病患者人数位居第二，仅次于脑卒中。[2]

2003—2013 年 3 次国家卫生服务调查数据提示：2003 年中国冠心

病的患病率是 0.46%，到 2013 年提高到 1.02%，10 年时间就增加了 1 倍多。[3]

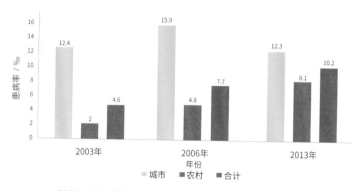

2003—2013 年 3 次国家卫生服务调查冠心病患病率比较

二、冠心病的发病机制

我们先来看看人体心脏血管的结构，这两条像头冠的动脉是冠状动脉，负责给心脏提供血和氧气。心脏因它产生的疾病被称为冠心病。

当血液中胆固醇含量过高时，它们会不断往管壁内迁移，对动脉管壁造成破坏。坏死组织不断聚集形成斑块，斑块越来越大，而动脉管腔却逐渐变小，血管弹性也因此下降，动脉内膜随之增厚变硬，这个过程就是动脉粥样硬化。

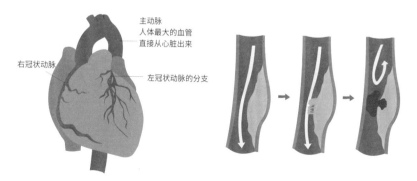

冠心病的发病机制

就像高速公路突然从四车道变成了双车道，血管狭窄了，运输量就降低了，心脏得到的血和氧气由此变少，从而引起心肌缺血、缺氧或者坏死，进而引发冠心病。而心脏无法正常工作，会严重影响我们正常的生活和工作。而且冠心病的发病速度非常快，有时会很快危及生命，因此冠心病一直被称为"人类的第一杀手"。

三、冠心病形成的原因

（1）久坐不运动。人如果坐的时间很长，心脏的工作量就会减少，身体中血液的流动速度就会变慢，导致脂质更易在动脉管壁沉积，进而造成动脉粥样硬化，这是导致冠心病的主要原因。

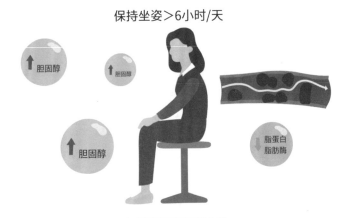

保持坐姿＞6小时/天

久坐更容易引发冠心病

另外，如果坐的时间太长，比如长时间伏案工作，肌肉就会放松，这会降低人体新陈代谢的速度，导致日常摄入的脂肪和糖类无法被正常处理和消耗，从而使血脂水平上升。一旦血脂水平上升，血液中的胆固醇含量就会上升，而它正是冠心病的元凶之一。

同时，久坐会降低血液中脂蛋白脂肪酶（LPL）的含量，导致血液中的脂肪无法被分解，从而堆积脂肪，造成肥胖，而肥胖也是造成冠心病的重要危险因素。

（2）**高血压、糖尿病和抽烟**。高血压病人的血液对血管壁的压力过大，糖尿病病人的高血糖会刺激血管壁，烟草中的尼古丁会损害血管壁内膜，这些因素导致的后果就是血管壁损伤，此后，血液中的胆固醇会和血管壁细胞内的多糖结合，形成沉积，引发冠心病。正常人的血液中都有胆固醇，但是这些胆固醇并不会沉积，原因在于正常人的血管壁内膜没有被损害。打个比方，如果说引起冠心病的冠状动脉粥样硬化是一碗粥，那血液中的胆固醇就是米，米并不能自己变成粥，还需要烧火熬粥，而这把火就是高血压、糖尿病和抽烟。

（3）**血脂异常**。血脂异常是指血液中的脂肪代谢异常。尤其是胆固醇在冠状动脉中沉积的概率会随着血液中的胆固醇含量升高而提升，久而久之，形成冠心病。

（4）**睡眠呼吸暂停和失眠**。根据《中国心血管健康与疾病报告2020》，失眠可使心血管病发生风险增加20%，并且，失眠症状越多，发病风险越高。在阻塞性睡眠呼吸暂停（OSA）患者中冠心病发病率为普通人群的2倍。[4]

（5）**社会和心理因素**。多种社会心理因素，包括工作紧张、焦虑、抑郁、急躁、竞争性强、体力活动过少均可以导致冠心病的发生，也会影响冠心病的预后。

（6）**遗传因素**。如果某人家族中有冠心病患者，其得冠心病的概率大约是普通人的5倍。家族性高脂血症患者是容易患冠心病的。现在研究发现了超过200种与冠心病相关的基因或突变基因。

四、冠心病有什么症状和危害

（1）**心绞痛**。冠心病导致的胸痛被称为心绞痛，主要表现为心前区胸闷、胸痛，疼痛范围一般不超过一只手掌，常伴濒死感觉。部分患者胸痛向左侧小指、无名指或者左肩放射，有时不典型的胸痛表现为喉咙痛、牙痛、上腹痛等。但随着冠心病病情发展，心绞痛可能转化为心肌梗死，逐渐成为"无形的杀手"。

（2）**心肌梗死**。心肌梗死为重症冠心病的临床表现类型。其基本病因是在冠状动脉粥样硬化病变基础上发生斑块破裂，致使血栓形成和血管腔阻塞，引起心肌缺血性坏死，对生命造成严重威胁。心肌梗死病人需要被及时送医救治，如就诊不及时，随时会猝死。

（3）**心力衰竭和心律失常**。在心肌梗死或心脏长期得不到足够供血的情况下，会发生纤维组织增生，使心脏逐渐增大，并伴随心力衰竭和心律失常。冠心病发展到这个时期，一般被称为缺铁性心肌病，这是冠心病的晚期阶段，随时可能会威胁生命。

（4）**猝死**。猝死是指发病后 6 小时内死亡，50% 以上心脏性猝死都是由于冠心病。冬季是猝死型冠心病的高发季，患者发病无固定场合，年龄不大且相当一部分患者在生前无症状。

五、冠心病的缓解与治疗

（1）**专业医院就医**。对于已经有胸痛症状的人群，应该遵循早发现、早诊断、早治疗的原则。冠心病是严重疾病，患者应该及时寻求专业医疗帮助。

（2）**学习自救**。冠心病患者应学会一些冠心病的急救知识，如发生心绞痛或出现心肌梗死症状时含服硝酸甘油片（能够松弛血管平滑肌，引起血管扩张）、口服阿司匹林片（通过抑制血小板，抑制血栓的形成），及时至最近的医院就诊。

（3）**生活规律**。已确诊冠心病的患者应该避免进行高强度运动，因为剧烈运动会导致心肌耗氧量的增加，导致心肌需氧与供氧之间失衡，从而可能出现心肌缺血的症状。同时，剧烈运动会诱发冠状动脉中已存在的斑块破裂，会使病患有心肌梗死的危险。此外，还要避免食用过于油腻的食物和重口味食物，避免情绪激动。

六、冠心病的预防

（1）**避免久坐**。据统计，长时间伏案作业者冠心病发作的概率是正常人的 4 倍。久坐会降低身体代谢强度，导致胰岛素抵抗，从而引发糖尿病和高血脂。中国疾病预防控制中心研究提示：一天坐的时间超过 6 小时，糖尿病发病风险增加 33%。而糖尿病和高血脂都会增加患冠心病的概率。与久坐相比，有规律的活动休息及坐站交替会增加血流量，加快血液中的胆固醇代谢，降低血脂水平，从根源上预防冠心病的形成。

智能升降桌提供的坐站交替的工作方式能够避免久坐，有效预防冠状动脉粥样硬化，从而达到预防冠心病的效果，继而降低 25% 的心血管疾病死亡风险。

（2）**积极锻炼**。参加适当的体力劳动和体育活动，能够促进身体新陈代谢和血液循环，将血液中的胆固醇含量维持在正常水平，从而达到预防冠心病的目的。

同时，适当的运动能够消耗大量的能量，能量首先来自体内的血糖，血糖被消耗完了以后，就开始消耗体内多余的脂肪，由此可以很好地防止脂肪堆积在血管壁，从而减少血管里的脂肪，减轻身体负担，最终达到防止血管斑块形成的目的，预防冠心病。

进行提高耐力的锻炼（快步走、骑车、慢跑等有氧锻炼）或增强肌肉力量的锻炼（使用自由重量器械或举重器械的抗阻力训练）有助于预防冠状动脉疾病。

智能健身椅提供了在家骑行的新型锻炼方式，利用智能健身椅，人们可以足不出户、随时随地地锻炼，即使在工作时间也可以边工作边锻炼，达到工作锻炼两不误的效果，从而有效地预防冠心病。

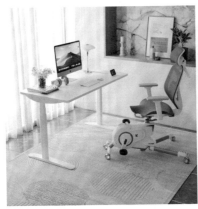
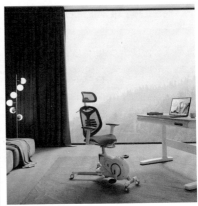

搭配使用智能升降桌和智能健身椅，可随时随地锻炼，预防冠心病

（3）科学睡眠。 睡眠质量差，特别是阻塞性睡眠呼吸暂停会大幅增加血液中胆固醇的含量[5]，这会极大地增加冠状动脉粥样硬化的风险，更易引发冠心病。

阻塞性睡眠呼吸暂停的患者应该改善睡姿，采用侧卧或者俯卧的姿势，因为采取仰卧的姿势时，喉部肌肉会在重力作用下阻塞呼吸道，导致呼吸不畅。但侧卧和俯卧的姿势也有弊端：比如，侧卧可能对心脏和一侧手臂造成过大压力；又如，有人习惯了仰卧，改变睡姿反而会影响其睡眠。

美国国家医学图书馆的一项研究表明，在轻度至中度阻塞性睡眠呼吸暂停患者中，轻度地抬高头部（head-of-bed elevation，HOBE），能够使阻塞性睡眠呼吸暂停的严重程度平均降低 31.8%。[6] 智能床可以轻松将床头抬高 15

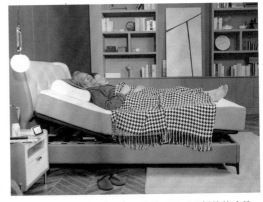

智能床的抬升功能可减轻阻塞性睡眠呼吸暂停的症状

度，让你的喉部肌肉不再因单纯受重力影响而阻塞气道，从而使呼吸更顺畅，让你即使在仰卧的姿势下，也能减轻阻塞性睡眠呼吸暂停的症状。

一天之中，血压是不断起伏变化的，在晨起时段，人的血压呈现明显的上升趋势。因此，早晨是心肌梗死和心绞痛的高发时间，要格外注意。建议冠心病患者早上醒来后，不要立即起床，应该先平躺休息几分钟，通过打哈欠、伸懒腰等方式来放松全身的肌肉。随后再坐起、下床、穿衣服，过程中注意放慢动作。这样对防止冠心病突发有很大意义。智能床的辅助起床功能，能够有效减少心肌梗死的发病率。

如果阻塞性睡眠呼吸暂停症状严重，建议配合持续气道正压通气系统（CPAP）一起使用，如此能达到更好的缓解效果。

（4）戒烟。 戒烟对预防冠心病有很大作用。

参考文献

[1] Da H. Global, regional, and national burden of ischemic heart disease and its attributable risk factors, 1990-2017: Results from the global Burden of Disease Study 2017[J]. European Heart Journal, 2020(10).

[2] 中国心血管健康与疾病报告编写组. 2020 年中国心血管健康与疾病报告 [J]. 中国循环杂志, 2021(7).

[3] 高润霖. 中国人群冠心病最新流行病学[J]. CHC, 2017(8).

[4] 丁和远, 任跃忠, 沈华浩. 睡眠呼吸暂停与代谢综合征[J]. 国外医学呼吸系统分册, 2005(8).

[5] Fábio José Fabrício de Barros Souza. The influence of head-of-bed elevation in patients with obstructive sleep apnea[J]. National Library of Medicine, 2017(6).

[6] 霍勇, 雷寒. 清晨血压临床管理的中国专家指导建议[J]. 中华心血管病杂志, 2014, 42(9): 721-725.

职位没高升，血压倒升高
——聊聊可怕的高血压

高血压，你隐藏得好深啊

"你你……气死我了……"中年男人捂住胸口，缓缓倒下。周围众人瞬间慌乱地涌上前去，中年男子旁边的中年妇女焦急地捶打年轻男子道："你知道你爸爸有高血压，还这么气他！"

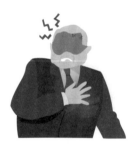

高血压

这是我们经常在电视剧中看到的情节。高血压，也就是血压升高，是血液在血管中流动时对血管壁造成的压力值持续高于正常情况的现象。大家可能会以为高血压是中老年人才会得的疾病，或者它一般在遭受刺激的时候才会发作。这就大错特错了！

作为"无声的杀手"的高血压是冠心病、脑卒中等严重疾病的重要诱因，并且大部分的患者发病时都是毫无征兆的。

一、高血压令人震惊的数据

（1）**患病率高**：《中国居民营养与慢性病状况报告（2020年）》显示，当前中国有 3 亿名成年高血压患者，在成年人口中占 27.5%！

（2）**治疗费用高昂**：统计资料也显示，2017 年中国心脑血管疾病总治疗费用达 5406 亿元，在各类疾病治疗费用中居首位。其中，冠心病、原发性高血压、脑梗死消耗了 2/3。原发性高血压的治疗费用为 1080 亿元。[1]

（3）知晓率低：据统计，中国高血压患者知晓率为 52%。这代表着，在中国有超过 1.5 亿人不知道自己患有高血压。

（4）有效控制率更低：在中国的高血压患者中，能真正有效地把血压控制在正常水平的患者只有 18%。也就是说，100 个高血压患者中，就有 82 个人处于患心、脑、肾及大血管疾病的风险之中。

女性高血压患者（全球）　　　　　男性高血压患者（全球）

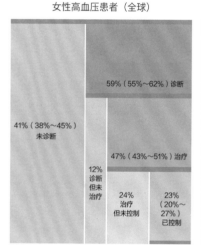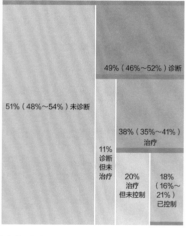

全球高血压患者知晓率

二、高血压的发生机制

血压是什么？ 血液在血管中流动，血液在血管壁上施加的侧压力就是我们通常所指的动脉压。心脏收缩会使主动脉内产生较大的压力，此时的压力被我们叫作收缩压（高压）。心脏收缩到极限便会开始舒张，这时主动脉受到的压力就是舒张压（低压）。

血压的高低怎么判断？ 在没吃降压药的前提下，收缩压 ≥ 140mmHg（毫米汞柱）和（或）舒张压 ≥ 90mmHg，就可被认定是高血压。[2]

高血压如何分类？ 高血压可被分为原发性高血压和继发性高血压。

简单来看，原发性高血压是指人本身得了高血压，它是一种独立性疾病，在高血压中占据 95% 以上[3]；继发性高血压则相反，它是由身体上的其他疾病引起的，其中 70% 以上是肾脏方面的疾病。本文要讨论的是原发性高血压，其发病机制有以下几种。

（1）**血液容量大。** 血液容量，也就是体内所有血液的总量。血液容量变大，会使血管内通过的血液增多，从而导致血压升高！

（2）**血管弹性差。** 在所有调节血压的因素中，血管弹性是最有效的。血管弹性好，管道能在血压高时变大，血压就能变低。否则，血压就会上涨。

（3）**外周小动脉不畅。** 我们都知道动脉是血液流通的主干道，外周小动脉是包围在动脉外的"羊肠小道"。它的特点是细小。所以，在外周小动脉不能使血液顺利通过的情况下，血液就只能走主干道，流经主动脉的血液增多，血压自然就会升高了！

（4）**心脏功能弱。** 冠心病和心绞痛会引发高血压。

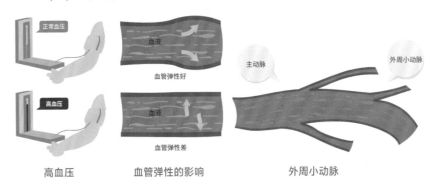

高血压　　　　血管弹性的影响　　　　外周小动脉

三、高血压形成的原因

（1）**久坐不动。** 久坐会使血液流通不畅，增加心脑血管的负担。

因为久坐会使气血运行不通畅，全身血管血容量（外周小动脉血容量）减少，从而使血压升高。

有研究显示，长期从事脑力劳动的办公人员，最容易得高血压。

（2）**体重过重**。肥胖是高血压的诱因之一。体重越大，需要的氧气和营养物质越多，需要的血液量也就越大。血管中的血液量增多，血管承受的压力就更大了。

同时，体重增加往往会导致胰岛素抵抗、水钠潴留现象的出现，从而导致血压升高。

（3）**年龄**。高血压风险会随着年龄的增长而增加，很多老年人会从血压升高发展成高血压。

（4）**性别**。55 岁以前，高血压在男性中更常见。女性在 55 岁以后更有可能患高血压。

（5）**高血压家族史**。你的一级亲属（父母及兄弟姐妹）有高血压病史，你得高血压的概率会更高。

（6）**高盐（钠）或低钾饮食**。钠和钾是调节血压的两大关键营养物质。如果饮食中的钠含量过多或钾含量过少，就有可能患高血压。

（7）**吸烟与饮酒过量**。吸烟或身边有其他人吸烟（导致吸入二手烟）可能导致血压升高。饮酒过量亦与血压升高有关，尤其是对男性来说。

（8）**某些慢性疾病**。肾脏疾病、糖尿病和阻塞性睡眠呼吸暂停等也可能导致血压升高风险增加。

四、高血压的后果与危害

高血压通常没有症状，直到重要脏器受损时才会被发现，因此被称为"无声的杀手"。那么，高血压会引起哪些严重后果呢？

（1）**高血压脑病**。长时间患有高血压会给身体的诸多脏器，如脑、眼、心脏还有肾脏等，造成不小的损害，从而使病人产生头痛、无力、恶心、呕吐、气短和烦躁的症状。严重时，还会引起由脑水肿造成的恶心、进行性头痛、困倦，甚至是意识错乱、癫痫、昏迷。

（2）**心脏负荷过重。**严重的高血压会使心脏的负荷增加，可能会导致胸痛或气短，甚至会导致主动脉撕裂，引起胸部或腹部疼痛。出现这种症状的病人需要急救治疗。

（3）**身体产生应激反应。**如果你得的是由嗜铬细胞瘤引起的高血压，体内嗜铬细胞瘤分泌的大量肾上腺素和去甲肾上腺素会让你出现严重头痛、焦虑、感觉到自己快速或不规律的心率（心悸）、大量出汗、震颤和面色苍白。

五、高血压的治疗

被确诊高血压时，必须按照医生的指示严格服用药物，并定期复诊。

此外，采取以有氧运动为主，辅以无氧运动的锻炼方式可以有效控制高血压，具体如下。

（1）**运动。**对于高血压患者来说，运动时要更加小心，应将血压降到安全范围后，再有规律地进行运动。

有氧运动：如慢跑、游泳、快步走等比较容易进行的运动；又如体操类的运动——太极拳、中华传统武术等。做有氧运动时，频率应维持在每周 4 ～ 5 次，每次持续时间应在 30 分钟以上。

无氧运动：如举杠铃、举哑铃或者划船、蹬车等相对快速、有负荷的运动项目。

（2）**注重早起时刻。**晨起时候是心肌梗死、心绞痛及高血压的高发时间。血压在 24 小时之中是有起伏的。血压正常者血压的规律表现为，血压在初入睡的数小时内明显下降，清晨觉醒时则明显上升。多数高血压患者清晨觉醒时血压的上升幅度明显要高于血压正常者。清晨时段血压升高可能导致急性心血管事件的发生。抑制清晨血压激增，持续控制血压可能有助于降低这些事件的发生率。[4]

中老年人起床最好遵循 "221" 原则：第一个 2 是指醒来后先在床上平躺 2 分钟，第二个 2 指起身之后在床上静坐 2 分钟，1 则是在床边坐等 1 分钟，最后再下地活动。可以抬升智能床辅助起身，再坐起来下床，穿戴整齐，整个过程注意要缓慢，这样可以有效防止冠心病突发，也可以让血压更稳定。

六、高血压的预防

要想预防高血压，就要采取积极的生活方式。

（1）**避免久坐**。定期进行身体活动会让你的心脏更强壮。一颗强壮的心脏可以轻松地输送更多血液，从而降低血压。如果你的血压处于理想水平，运动可以预防血压在人变老的过程中升高。定期运动还能帮你保持健康体重，这是控制血压的又一种重要方式。

匹兹堡大学的研究表明，全天交替坐着和站着的受试者，血压可有效降低。坐站交替办公可以防止血流不通畅，让人得到更多的氧气，从而使自己精力充沛、头脑清醒，工作效率提高。

当你实在没法离开椅子时，智能升降桌和智能健身椅的完美配合可以使你在办公室进行一些简单的有氧活动。《英国运动医学杂志》上的一项调查说明，只要在每小时进行 5 分钟的运动，这短暂的 5 分钟就可以抵消 1 小时久坐带来的负面影响。

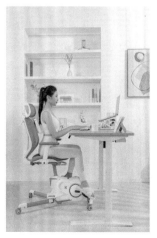 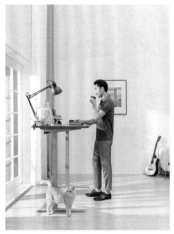

利用智能健身椅和智能升降桌，养成坐站交替的习惯，可有效降低血压

（2）**注意情绪调节。**年轻人要注意工作和生活上的过大压力给自己带来的情绪上的负面影响。时常运动，健康减压，保持良好的心情有助于控制高血压。

（3）**注意饮食。**养成良好的饮食习惯，日常以新鲜的蔬菜水果为主要食材，少吃高盐、高油、高脂肪的食物，忌暴饮暴食。

（4）**保证合理的休息。**临床观察发现，阻塞性睡眠呼吸暂停患者中约50%的人有高血压。因为睡眠时出现呼吸反复暂停的情况，使血液内导致血压升高的一些激素增加，从而引起血压升高或使高血压不易控制，因此减少打鼾也是预防高血压的一种可行的手段。

智能床头部的调节范围为0度到60度，并且采用分离式可调节底座。睡觉时可以通过抬高头部来减少打鼾，并保持呼吸道通畅。

同时，在睡眠中保持头高脚低有利于心脏休息，这是因为这样的姿势可以减少流回心脏的血量，从而大大地减轻心脏负荷。

（5）**定期检查。**除了以上几点注意事项，定期到医院进行检查才是把高血压扼杀在摇篮里的有效手段。其他疾病也是如此，要想早日脱离病痛，战胜病魔，一定要早发现、早治疗！

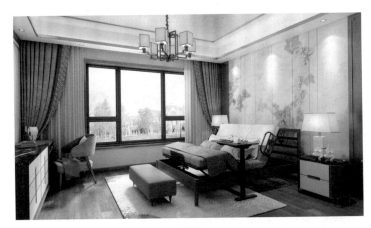

智能床

参考文献

[1] 张毓辉, 柴培培, 翟铁民, 等. 2017 年我国心脑血管疾病治疗费用核算与分析[J]. 中国循环杂志, 2020, 35(9): 859-865.

[2] 汪迎春, 李南方, 王新玲, 等. 高血压并打鼾患者阻塞型睡眠呼吸暂停综合征患病状况和特点分析[J]. 中华临床医师杂志（电子版）, 2011, 5(12): 3482-3485.

[3] 张平. 高血压的预防和饮食运动调理方法浅析[J]. 心电图杂志（电子版）, 2018, 7(2): 323-325.

[4] 蔡光先, 赵启, 宁泽璞, 等. 原发性高血压[J]. 湖南中医杂志, 2011, 27(3): 118-120.

"隐形杀手"
——谈谈静脉血栓

摔了一跤差点连命都没了

正值南方梅雨天，淅淅沥沥下了几天雨，路面非常湿滑，小梅不小心摔倒在地，一时间疼得站不起来。去医院后，小梅被诊断为右膝盖骨折，休息了一段时间不疼了，她就没管了。谁知道没过几天，她的右腿越来越肿，也越来越疼，连路都不敢走了。再次去医院检查，她直接收到了医生的住院通知，原来她患有右腿静脉血栓。

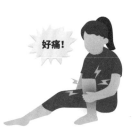

静脉血栓

肿、胀、痛，警惕静脉血栓（静脉分为深静脉与浅静脉）！排名在冠心病和脑卒中之后的深静脉血栓及肺动脉栓塞，是第三大致死性血管疾病。久不运动，容易在腿部形成静脉血栓。患者从出现腿部剧烈的疼痛、肿胀之后的 14 天被称为急性期。急性期静脉血栓处于不稳定状态，在这期间很容易出现血栓脱落。血栓随着血流沿着静脉飘向肺动脉，当肺动脉被大面积堵塞时，会引起肺动脉栓塞，病人会因此出现呼吸困难、咳嗽、咯血、胸痛甚至昏迷的紧急症状，严重的可致死！

一、静脉血栓令人震惊的数据

　　国际血栓与止血学会提供的资料显示：在美国，每年因静脉血栓住院的患者超过 50 万人，因此而死亡的患者有 10 万～ 30 万人。在欧洲，每年有多达 50 万人因为身患静脉血栓而死去，这一数据超过艾滋病、乳腺癌、前列腺癌、高速公路交通事故死亡人数之和。

　　全球每 16 秒就有一人患静脉血栓栓塞症（栓塞症为静脉血栓并发症），每 37 秒就有 1 人死于该病，而医院内最常见的死亡原因就是深静脉血栓和肺动脉栓塞。[1]

　　2007—2016 年，我国国家呼吸系统疾病临床医学研究中心等机构曾对 90 家医院的数据进行分析，发现在 10 年间，深静脉血栓住院率从 2.0/10 万人增加到 10.5/10 万人，仅从住院率来看，每年会有 147 万名需要住院治疗的深静脉血栓患者，而实际患该病的人数远大于此数字。[2]

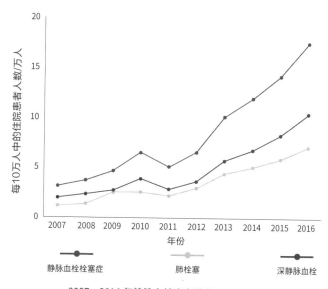

2007—2016 年静脉血栓患者住院率变化趋势

二、深静脉血栓与肺栓塞的形成机制

在人体的血液循环系统中，心脏是核心。心脏是个泵站，从这个泵站的左边（左心室）出发，主动脉血管向全身器官输送氧气和营养，氧气和营养随后进入各器官的毛细血管。氧气和营养在这里被吸收，动脉血变成了静脉血，汇集到静脉血管，再回流到泵站的右边（右心室），然后这些静脉血被输送到肺动脉，在肺部交换氧气。血液中含氧量增加了，从肺静脉送到泵站左边部分即左心室，然后左心室再次向全身输送氧气和营养，完成循环。

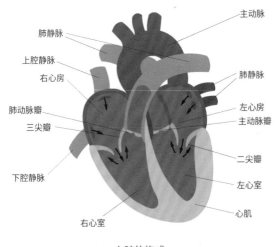

心脏的构成

根据全身血管的特点，小腿部分由于离心脏远，血液流速慢，一些特定人群，比如久坐、久站、久躺人群，孕妇及静脉曲张患者，血液流速更慢。身体长时间不动，再加上喝水少，血液黏稠，这样深静脉内的血液容易结成一个个小团，医学上叫作"深静脉血栓"。血栓就像血管中的塞子，它堵在哪里，就会导致那里的脏器失去血液供应，极易造成猝死。

深静脉是引导下肢血液回流到心脏的主要管道。在正常情况下，血液流通状态是顺畅的。但是由于久坐、手术或者受到创伤等，血流就会高凝、淤积，从而形成深静脉血栓。一旦血流少，腿就会肿胀、会痛。

如果深静脉血栓在肺动脉里面被卡住、堵住，那就会形成肺动脉栓塞。这种情况就像用吸管喝奶茶，吸管被椰果或者珍珠堵住之后，能吸上来的奶茶的量就减少了很多，猛吸一口，可能椰果或者珍珠会被直接吸进呼吸道，人就会被呛到或者产生更严重的后果。

三、静脉血栓形成的原因

（1）**血流淤滞**。血流缓慢，像淤泥一样积塞在下肢静脉中间，促使血栓形成。形成下肢静脉血栓的首要原因就是血液淤滞，那么是什么引起了血流淤滞呢？

人们在久坐不动或久卧在床时，下肢肌肉处于松弛状态，身体机能处于低水平状态，消耗少，此时血液循环的速度会减慢。加上久坐会伴随膝盖的弯曲，这会进一步压迫腿部血管，使下肢血液回流速度更慢，代谢也会降低，导致血液越来越黏稠。久而久之，就形成了静脉血栓。长期坐着工作的成年人也被证明更容易患静脉血栓栓塞。[3]

这就好比城市里慢车道更容易堵车，久坐会让我们的血管变成慢车道，车子走得慢，就更容易造成拥堵。国外权威调查显示，静坐工作超过 90 分钟，膝部血液的流动就会减少 50%，静脉血栓的风险就会提升10% 以上。[4]

（2）**血液高凝状态**。一般在手术后，由于手术出血，血液中血小板的含量会增加以止血。血小板的工作原理是，血小板会附着在伤口处，凝成团堵住出血位置，因此血小板可以被看作小型的血栓。但是血小板含量增高的同时，也会影响正常的血液，会黏附在正常血液细胞上，使血液高度凝结，形成血栓。还有一类"遗传性血栓综合征"，也是导致血栓的原因之一。

（3）**静脉壁损伤**。静脉壁受到机械性、感染性和化学性损伤时，由于血小板的聚集，易形成血栓。

糖尿病病人血液中的高血糖，肥胖症病人血液中的高血脂，以及吸烟人士血液中的尼古丁，都会对静脉内壁的组织造成损伤，从而引起血小板聚集，最后形成静脉血栓。

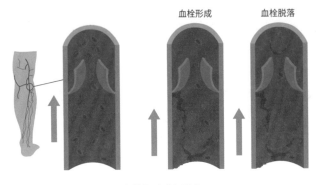

血栓的形成和脱落

四、静脉血栓有什么症状和危害？

静脉血栓的临床表现有哪些？

（1）**患肢肿胀、疼痛及压痛。**单侧肢体突发性肿胀是最常见的临床表现之一，值得注意的是，肢体肿胀的部位因血栓部位及范围不同而有所差异，肿胀最严重的阶段是发病后的 2 ～ 3 天，并伴随着疼痛与压痛。

（2）**浅静脉曲张。**如果深静脉出现血栓，血液就只好在浅静脉流动，由此可见浅静脉曲张的现象，随后还会出现皮炎、色素沉着、淤滞性溃疡（俗称"老烂腿"）等。

（3）**并发症。**患肢的肿胀严重到一定程度时，会造成动脉痉挛，甚至闭塞。这时患者会感到患肢剧烈疼痛，皮肤则出现青紫色，这个阶段被称为股青肿。病情继续发展，皮肤会呈现白色，这时则被称为股白肿，会引发肢体缺血、坏死，十分危险，有时患者甚至还会面临截肢。

只有 10% ～ 17% 的深静脉血栓患者有明显的临床症状，因此，深静脉血栓被称为"隐形杀手"。深静脉血栓的临床表现包括下肢肿胀、局部深处触痛和足背屈性疼痛，这些患者大部分是由于手术产生了深静脉血栓，大部分症状早期不被发现，等到发现时可能已经形成了其他严重的并发症。

深静脉血栓最严重的并发症为栓塞症，表现为胸痛、咯血、呼吸困难、晕厥等，死亡率高达 70%，且致死时间很短，绝大部分在几分钟到几小时内。

所以，针对静脉血栓要早期预防，加后期治疗。

五、静脉血栓的缓解与预防

（1）**避免久坐**。英国慈善机构Lifeblood进行的调查显示，坐着的每小时，发生血栓的风险都会增加 10%。坐着时，下肢静脉血流量减少。同时，下肢静脉的压力也可能因双腿交叉坐着或来自座椅边缘的压力而增加。久坐时，腿部静脉血液回流速度会减慢，导致血液黏稠，长期如此便容易形成静脉血栓。另外，久坐会降低身体代谢强度，是引发糖尿病和高血脂的元凶之一，中国疾病预防控制中心研究提示：每天保持坐姿的时间超过 6 小时，得糖尿病的概率将会增加 33%。

智能升降桌为办公族提供了科学的坐站交替的工作方式，坐 45 分钟后轻松升起桌面，站起来继续办公 15 分钟，如此循环，促进腿部静脉的血液循环，以免形成静脉血栓。

（2）**积极锻炼**。运动可促使血液循环和流动，使血液不易凝滞，避免血栓形成。发表在《血栓形成与止血学杂志》上的一项研究表明，定期参加体育运动可使女性血栓形成的风险降低 39%，使男性血栓形成的风险降低 22%。研究数据显示，每周至少参加一次运动，无论运动类型和强度如何，腿部静脉血栓形成的风险都将降低 24%。[5]

智能健身椅提供了在家骑行的新型锻炼方式，你可以足不出户、随时随地使小腿肌肉得到锻炼，促进下肢血液的循环。即使是工作时间，也可以边工作边锻炼，达到工作锻炼两不误的效果，从而有效地预防静脉血栓。

除了作为人体工学办公用品，智能升降桌还具有健身锻炼的妙用，随时充当你贴心的健康守护专家。当工作累了乏了，你可以用智能升降桌辅助拉伸，缓解久坐引起的肌肉紧张，活络筋骨。跟着电脑练健身操也是不错的锻炼方式，此时将智能升降桌升起，保证视频与视线齐平，一秒切换健身模式！

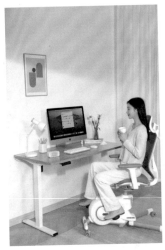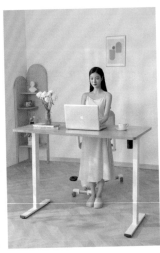

智能健身椅和智能升降桌

术后人群不要久卧在床，应尽早开始活动。术后人群一般需要卧床休息，但是长期卧床会导致血液循环速度变慢，导致血液黏稠度增加，从而引发静脉血栓。[6]要进行下肢肌肉的功能性刺激，多采取坐位、站立位，卧床时定时翻身，使患肢高于心脏 20 ～ 30 厘米（但不可采取膝下垫枕的方式，以防止髋部过度屈曲，影响下肢静脉的血液回流）。

普通的床很难让术后人群保持坐位，以及抬高患肢，达到预防静脉血栓的目的，智能床可以解决此类问题。将床头抬高 60 度，可以辅助术后人群保持坐姿；将床尾抬高 30 度左右，可以使患肢抬高。一般建议患者每天将腿抬高到心脏上方 3 ～ 4 次，每次 15 分钟，这可以帮助减少肿胀且使髋部和膝盖自然受力，促进下肢静脉血液回流到心脏，从而预防静脉血栓。

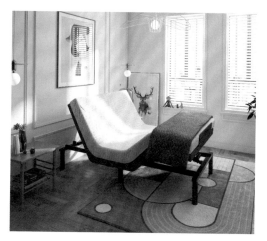

智能床

（3）**健康饮食**。我们在饮食时要注意低糖、低脂，以此来预防静脉血栓。多摄入优质蛋白质，少吃红肉；多摄入纤维素，少摄入动物脂肪。另外，每天要多喝水，让血液不要黏稠，预防静脉血栓的形成。

（4）**戒烟**。烟草中的尼古丁会对静脉血管内壁造成损害，使血小板聚集，血小板和血液细胞相聚成团，容易形成下肢静脉血栓，所以戒烟是预防静脉血栓的重要一环。

六、静脉血栓的治疗

（1）**去正规医院就诊**。因为深静脉血栓非常隐蔽，往往前期不容易被发现，有症状出现就立即发病，所以建议一旦有下肢疼痛、肿胀等情况，就立刻去正规医院检查。

（2）**急性期需要卧床休息，抬高患肢，严禁局部按摩**。深静脉血栓发作前期被称为急性期，是需要卧床 7 天配合医生治疗的，这段时间严禁按摩，因为按摩可能会导致血栓脱落，引发肺动脉栓塞。

（3）**进行患肢锻炼**。

跖屈：在床上保持平躺或坐位，大腿放松，吸气，缓缓勾起脚尖，尽力使脚尖朝向自己，至最大位置时保持 5 ～ 10 秒，呼气，再慢慢放下。

背伸：平躺或坐于床上，下肢伸展，大腿放松，吸气，慢慢绷起脚尖，尽力使脚尖朝下，至最大位置时保持 5 ～ 10 秒，呼气，再慢慢放下。

环绕：平躺或坐于床上，下肢伸展，大腿放松，吸气，以踝关节为中心，脚趾 360 度环绕，尽量保持动作幅度最大。两组动作之间留足休息时间，反复地屈伸踝关节，每天 3 ～ 4 次，每次 20 ～ 50 组。[7]

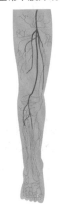
正常下肢外观

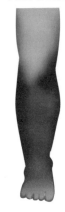
下肢静脉血栓

下肢静脉血栓的外观表现

参考文献

[1] 南方日报.小心静脉血栓这一"寂静杀手" 久坐不动的人群容易高发[EB/OL]. (2019-10-22)[2022-12-13].http://news.cctv.com/2019/10/22/ARTIA oecepK6XpMK98hOCu4U191022.shtml.

[2] Zhang Z, Lei J, Shao X, et al. Trends in hospitalization and in-hospital mortality from venous thromboembolism, 2007 to 2016, in China. Chest, 2018(9).

[3] 蝌蚪君.久坐玩手机后果很严重 小心血栓病、糖尿病和肥胖症找上门[EB/OL]. (2022-1-24)[2022-12-13]. https://sdxw.iqilu.com/share/YS0yMS0xMTgxMjA0OQ.html.

[4] Braithwaite I, Healy B, Cameron L, et al.Venous thromboembolism risk associated with protracted work-and computer-related seated immobility: A case-control study[J]. Jrsm Open, 2016, 7(8).

[5] 严慧芸.静脉血栓栓塞症发生率和高病死率持续升高[N].南方日报，2015-10-20.

[6] 龙建机关党建网.身体出现这 6 个"变化"是血栓前兆，可惜很多人都

忽视了[EB/OL]. (2019-9-26)[2022-12-13]. http://www.ljjgdj.gov.cn/system/201909/104764.html.

[7]　尹琪楠, 韩丽珠, 边原, 等. 2021ESC共识文件《急性深静脉血栓的诊断和管理》解读[J]. 医药导报, 2022(2).

"蚯蚓腿"，不仅难看，还很危险
——谈谈下肢静脉曲张

下肢静脉曲张成为"年轻病"

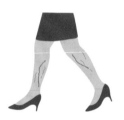

下肢静脉曲张

小静是一名中学语文老师，她平时非常注重身材管理，也从不吝啬展示自己。她最喜欢的日常穿着是短裙搭配高跟鞋，以显示自己修长的双腿。作为一名全职教师，她白天需要长时间站着讲课，这对体力是极大的考验。每天晚上回到家，她都感觉双腿酸胀，累到只想躺着。一天，小静的小腿肚上有几条突起物，这让她的腿很像网上说的"蚯蚓腿"，她紧张兮兮地去医院，医生检查之后告诉她："你这是下肢的静脉曲张，不治好不仅难看，还很危险！"

一、下肢静脉曲张令人震惊的数据

流行病学调查结果显示，慢性静脉疾病的流行率高达 40% ～ 70%，在中国，有 1.2 亿名下肢静脉曲张患者，其中女性超过 8000 万名，占大多数。阿里健康联合第一财经商业数据中心发布了《2021 年静脉曲张互联网健康洞察报告》。报告显示，近年来，中国下肢静脉曲张发病率在不断提升，并且患者呈现出年轻化的特点。18—35 岁人群中患下肢静脉曲张的占比超过 60%，下肢静脉曲张已悄然"找上"年轻人。他们的职业多为运动员、教师，以及需要久站或久坐的办公室人群，还有就是下肢负担过重的肥胖人群和孕妇。[1]他们因为在日常生活中过度透支腿部，极易患上这个病。

二、静脉系统的工作机制

我们的祖先当初不肯老实地在树上住着，非要到地上直立行走。在直立行走的状态下，我们全身的血管每天要运送 7000 升的血液：动脉的职责是向全身各处输送心脏泵出的富含氧气的动脉血；而静脉的职责则与之相反，它需要将代谢吸收后的静脉血送回到心脏。

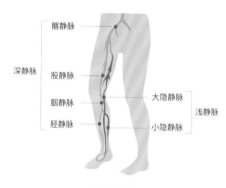

下肢静脉

随着时间的推移，人类进化出了修长的下肢，非常方便捕猎、追击、逃跑，但这也给我们下肢静脉血液的回流造成了重重阻碍——与动脉相比，静脉有诸多弱势，比如静脉缺少肌肉层，不能自主伸缩去压缩血液，以促使血液往心脏的方向回流。此外，静脉壁还比动脉壁更薄，导致它非常容易发生扩张和变形。大隐静脉和小隐静脉就是其中最容易受累的。

三、下肢静脉曲张的原因

（1）内因

静脉瓣类似多条水管中的单向阀门，它们存在于腿部静脉中，可以帮助静脉血回到心脏，也可以防止血液倒流。可问题的关键就出在静脉瓣上，一旦下肢血液压力过大，静脉瓣就会受损，随后下肢血液回流就会受阻，下肢静脉曲张就发生了。

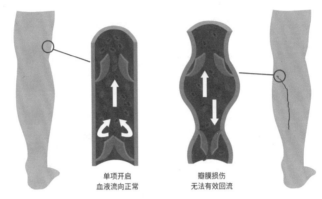

单项开启
血液流向正常

瓣膜损伤
无法有效回流

下肢静脉曲张形成的内因

先天性静脉壁薄弱或者静脉瓣发育不全的人群得下肢静脉曲张的概率要高于普通人。除此之外，年纪增长会使静脉出现异常扩张，因此，下肢静脉曲张十分容易找上老年人。

（2）外因

长期站立。人久站易形成下肢静脉曲张，原因是在久站的状态下，静脉保持扩张，静脉瓣膜合上较为困难，血液出现难以回流的状况。

久坐。如果长期保持一个姿势会导致下肢血液长时间沉积，腿部血液回流不畅，血液黏度也因此增加。长此以往，患者的静脉瓣就会受到严重影响，从而发展出下肢静脉曲张。下肢静脉曲张又会加大静脉的压力。静脉瓣本就承受着静脉血重力造成的压力，虽然这个程度的重力作用不足以损害它，但如果静脉内的压力不断升高，静脉瓣承受的压力过大，久而久之就会逐渐松弛、脱垂、无法关闭，下肢血液循环就会受到影响。如此造成恶性循环，影响全身血液循环健康，其他身体器官的正常运转也会受到影响。

慢性咳嗽和便秘。患有这两类病症的人群在日常生活中给腹腔施加的压力会大于正常人，这些压力也会对下肢静脉血的回流造成影响。

肥胖、妊娠。这两者属于间接原因，腿部承受过重的压力可能加重静脉扩张。

四、下肢静脉曲张的症状与危害

千万别小瞧下肢静脉曲张。一般来说，下肢静脉曲张的发展趋势比较缓慢，最开始可以看到腿上出现一条条"小蚯蚓"，十分影响美观，这其实是浅静脉损伤的表现。随着病情加重，浅静脉长时间回流不畅，血液淤积到一定程度，深静脉就会受到损伤。

（1）**严重时会导致静脉溃疡**。下肢长期静脉曲张导致淤血，使腿部出现色素沉着、皮肤脱屑等皮肤病变，甚至出现"老烂腿"，即皮肤溃疡，这种伤口往往难以愈合，最后可能只能用截肢的方式进行治疗。

（2）**可能出现大出血**。静脉曲张越严重，下肢的局部疼痛就越严重。有些患者会出现脚踝发紫的症状，这是足部血液长期淤积造成的。病症再继续发展，不仅会发生色素沉着、湿疹样皮肤炎、淤积性溃疡等多种病症，还会导致静脉破裂出血。[2]

（3）**可能会导致肺动脉栓塞，引起猝死**。静脉血的长期滞留，会形成血栓。血栓随着血液流动，如果进入肺动脉，就很可能造成肺动脉栓塞，带来致命的威胁。

五、下肢静脉曲张的治疗与预防

你可以采取一些护理措施，推荐采用以下举措预防或减缓下肢静脉曲张的发展。

（1）**坐站交替**。由于久坐会使静脉内压力持续升高，导致下肢静脉曲张，因此推荐采用坐站交替式办公方式，避免久坐，促进腿部血液循环。建议每坐45分钟，站15分钟。智能升降桌是满足坐站交替健康办公需求的好方法。

智能升降桌具备超大升降范围、升降高度记忆、一键升降及久坐提醒等人性化功能，让你在办公时轻松完成坐站交替，改善腿部的血液循环，减轻静脉壁和静脉瓣的压力，轻松享受办公时间。

此外，如果你的腿部已有肿胀感，要及时按摩相应部位，促进血液循环。

（2）保持运动。 保持运动可以促进静脉血液回流，尤其是腿部的运动，因为训练小腿腓肠肌是预防下肢静脉曲张的有效手段。但是，对于患有下肢静脉曲张的人或者一些老年人来说，过度运动并不是好的选择。因为对肌肉的过度训练，会造成下肢肌肉僵硬，非但无法缓解下肢静脉曲张，还有可能会加重下肢静脉曲张。

保持有规律的运动，特别是可以促进腿部肌肉收缩，帮助静脉血液回流的运动，比如骑自行车、慢走等。试点研究的结果表明，通过进行间歇性腿部锻炼，可以减少长时间坐着时小腿的肿胀不适。[3]如果你想在工作之中充分利用时间进行锻炼，可以使用智能健身椅等固定健身设备进行适当的腿部活动。

推荐采用以下腿部运动促进下肢静脉血液回流，预防下肢静脉曲张。

左脚提踵保持直立，右腿向前伸直抬起。

右脚向上勾，停顿；脚绷直，停顿……直至肌肉颤抖发酸。

再换右腿提踵直立，左腿伸直提起，交叉变换。

3 个动作做 15 次为 1 组，做 2 组。

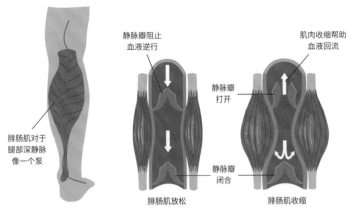

静脉瓣阻止
血液逆行

肌肉收缩帮助
血液回流

静脉瓣
打开

腓肠肌对于
腿部深静脉
像一个泵

静脉瓣
闭合

腓肠肌放松　　　腓肠肌收缩

运动缓解下肢静脉曲张的原理

（3）**注意你的体重和饮食。**减掉多余的体重可以减轻你的静脉压力。低盐饮食，以防止由水分保持引起的肿胀。富含维生素 E 的食物对促进体内的血液循环有很好的效果，有助于缓解下肢的沉重感。富含维生素 E 的食物包括牛油果、杏仁、核桃、花生、大豆、蛋黄、西蓝花、菠菜等。

（4）**注意你的穿着。**避免穿高跟鞋。穿着平底鞋能更好地锻炼腓肠肌，对你的静脉更有利。不要穿腰部、腿部或腹股沟处较紧的衣服，因为这些衣服会减少血液流动。

（5）**抬高你的双腿。**睡眠时抬高下肢，保持使腿部高于心脏的姿势，可在重力作用下促进血液的回流。美国约翰·霍普金斯大学医学院科研人员发表的一篇文章提到：下肢静脉曲张的治疗方法就是抬高腿部，将双脚抬高到心脏水平以上，每次持续 15 分钟，保持每天 3～4 次的频率。这个动作能够促进双脚的血液流动，舒缓静脉的压力。你可以在躺着时将双腿搁在 3 个或 4 个枕头上。如果你担心在睡眠时因为翻身而使双腿位移，可以使用智能床提前调整睡觉的角度。比较严重的患者应采取仰卧位，将下肢垫高 20 度左右，但也要注意不可过高。

（6）**手术治疗。**如果症状已经比较严重，在保守治疗无法改善症状的情况下，患者应考虑选择手术。

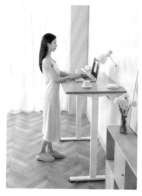

智能升降桌

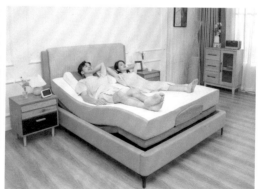

智能床

参考文献

[1] 项铮.2021 静脉曲张互联网健康洞察报告发布[R/OL].中国科普网, 2021-8-2.

[2] 吉林日报.健康提示:如何防治静脉曲张[EB/OL]. (2009-2-11)[2022-12-13]. http://www.kepu.gov.cn/www/article/6cb250be9db04ad2928d86f33c6a507c/85dfcb2db417477fa50239b53219ff98.

[3] Winkel J. Swelling of the lower leg in sedentary worka pilot study[J]. Journal of Human Ergology, 1981(10): 139.

第二章

守护我们的
脊柱健康

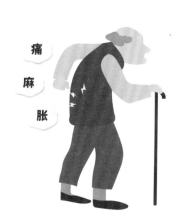

痛

麻

胀

有一种悲伤叫：水平不突出，成绩不突出，只有腰椎间盘突出

——谈谈腰椎间盘突出症

原来腰椎间盘突出症离我们这么近

嘉升弯腰抬柜子时，突然大喊："哎呦，好疼！"随后听到地上传来他虚弱的呻吟："我腰好疼，动不了了……"

女友陪嘉升到医院，向医生讲述了一遍事情的经过，这时候嘉升的影像学结果也出来了，医生指着显示屏向趴在检查床上的嘉升说道："腰椎间盘有问题，平时是不是屁股

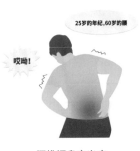

腰椎间盘突出症

疼？"嘉升急忙点点头。医生边往电脑里输诊断结果边说："腰椎间盘突出症，回去好好躺着。"嘉升震惊："我才 25 岁啊……"

25 岁的人却拥有 60 岁的腰。近年来，腰椎间盘突出症不再是老年人的专属疾病，已成了年轻人常见的疾病之一。我们经常能听到身边的教师、司机朋友说自己患上了腰椎间盘突出症。

一、腰椎间盘突出症令人震惊的数据

患病人群基数大：据统计，在中国，腰椎病患者人数已超过 2 亿，其中超过 15.2% 为腰椎间盘突出症患者。[1]

发病人群年轻化：中国成人腰椎病患病率约为 39%。在所有具有腰腿疼痛症状的患者当中，腰椎间盘突出症患者占 18.6%，其中 20—50 岁患者占比约 80%。

学历越高，风险越大：不仅发病群体年轻化，研究发现，腰椎间盘突出症患病率与学历成正比。据研究，本科以上学历人群腰椎间盘突出症患病率，远高于小学或初中毕业的低学历人群。

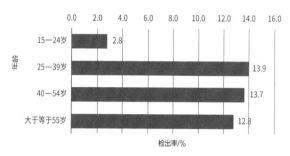

不同年龄段腰椎间盘突出症检出率

二、腰椎间盘突出症的发生机制

人体的脊柱由颈椎、胸椎、腰椎、骶椎、尾椎组成。椎间盘位于两个椎体中间，就像是避震器，使脊柱可以在一定角度之间活动。椎间盘有一个柔软的果冻状中心（髓核），它被较坚韧的外部弹力层（纤维环）所包裹。由于受到年龄增长、久坐、不良姿势等因素的影响，腰椎间盘发生退行性病变。简单来说，当纤维环破裂后，被挤压脱出的髓核组织压迫神经根，使患者出现腰痛等一系列症状，被称为腰椎间盘突出症。

我们的椎间盘就像是果酱面包，纤维环好比是面包，髓核好比是内心的果酱。在外力作用下，椎间盘发生变形有以下几个阶段。

椎间盘膨出：面包被压扁，果酱仍在内部未漏出。

椎间盘突出：面包被压破，果酱被挤出一些。

椎间盘脱出：面包进一步被压破，果酱漏出来。

椎间盘脱垂：面包被压破，果酱大量漏出。

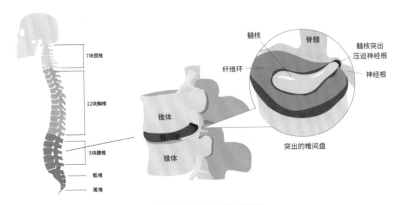

腰椎间盘突出症的发生机制

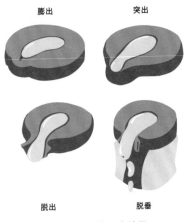

椎间盘变形的四个阶段

三、患腰椎间盘突出症的原因

（1）**腰姿不当，久坐。**坐着时，当桌子高度不够，人们被迫将身体大幅前倾，这是最伤腰的姿势。在这种姿势下，腰椎负荷高达 185 千克。

研究表明，人在平躺时腰椎承受的压力最小，在 25 千克左右；坐着时，身体所有的重量都压在上半身，腰椎负荷约为 140 千克[2]；当站立时，腰椎的负荷在 100 千克左右，因为一部分头、躯干、上肢的重量被分散到腿部，缓解了腰椎压力。

因此，久坐极易引起腰腿疼。外部疼痛只是表象，实际上是腰椎间盘出现了问题。人体通常通过血液循环系统将营养供应至身体的大部分组织，并

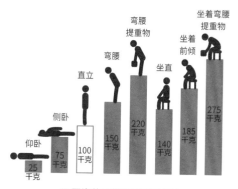

不同姿势腰椎所承受的压力

且在这个过程中，将它们不需要的废物带走，进行排泄。而腰椎间盘组织是个例外，因为它的内部没有分布血管，不能依靠血液流动进行新陈代谢，因而只能选择另一种低效的方式——液体渗透。通过挤压，腰椎间盘中的髓核完成与外部水分的交换，也就是液体渗透的过程。因此，增加身体活动能够促进腰椎间盘内的液体渗透。腰椎间盘因身体活动过少而新陈代谢不足，组织加速老化，最终导致退行性病变，久而久之导致患上腰椎间盘突出症。

（2）**突然负重**。腰椎间盘突出症最常见的诱发因素是，当身体没有做好充分准备时，突然加大腰部负重，引发腰部急性外伤，致使纤维环、软骨板等组织进一步遭到破坏，引发髓核突出。

（3）**肥胖**。超重会为腰椎间盘带来额外的压力。

（4）**怀孕**。妇女因怀孕，脊柱的生理曲度发生变化，腰椎间盘处压力陡增，容易引起腰椎间盘突出。[3]

（5）**遗传学**。因为遗传因素导致部分人易发椎间盘突出症。

四、腰椎间盘突出症有什么症状？

（1）**腰痛**。对大多数患者而言，腰痛和臀部疼痛是最先出现的症状。

（2）**下肢放射痛**。绝大多数患者表现为坐骨神经痛，如腰部、臀部、

大腿后部、小腿外侧及足部持续性疼痛，站立、走路时疼痛难忍，打喷嚏或咳嗽时疼痛加剧。[4]

（3）**马尾神经症状**。当腰椎间盘组织压迫马尾神经时，可能会阴区域会感到麻木和刺痛，严重时会出现大小便失禁。

五、腰椎间盘突出症的危害

（1）**疼痛不适**。大部分患者明显感觉腰臀部持续性疼痛，站立时疼痛加剧，平躺时症状减轻。病情严重后行走时疼痛难忍，只能卧床休息，非常影响生活。

（2）**血栓风险**。因腰椎间盘不适长期卧床，运动减少，导致心血循环速度减慢，不仅心肺功能降低，还有引发静脉血栓的风险。

（3）**下肢瘫痪**。腰椎间盘突出压迫到神经根，引起下肢麻木，影响行动。长期卧床，小腿部肌肉萎缩愈加明显，继续发展将导致下肢瘫痪。

六、腰椎间盘突出症的缓解与治疗

（1）**卧床休息**。在腰痛发作期，卧床休息能够减轻腰椎间盘的压力；在非发作期，患者可恢复正常活动，以增强新陈代谢。

错误睡姿：直接侧卧在床上是错误睡姿。侧卧时，腰椎在地心引力作用下下坠，对腰椎间盘和关节的压力增大，引起腰部不适。

正确的睡姿：腰椎间盘突出症患者在睡觉时，可以通过抬高腿部来缓解疼痛，例如让膝盖弯

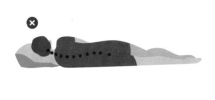
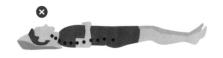
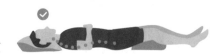

错误与正确的睡姿

曲，在下方放置枕头。这样不仅可以拉直背部，打开关节，避免神经根持续受压，减少对神经根水肿的压迫，从而缓解腰痛症状；同时还能够避免过度拉伸腰部肌肉，让腰椎得到合理的支撑，并保持正常生理曲度，从而使腰椎间盘的压力得到一定程度的缓解。

但用来垫腿的枕头在睡眠过程中容易滑动、脱落，非常影响睡眠质量。智能床能够让你轻松抬高腿部，并且能够根据需求自由调整高度和角度，让你精准找到舒适和支撑感的完美平衡点，大大缓解腰椎间盘突出症带来的疼痛。一篇发表在MedScape（为临床医生提供最新的医学新闻和专家观点信息的网站）的文章提到：当腰椎间盘突出症患者仰卧，并略微抬高双腿时，疼痛通常会有所改善。[5]

建议腰椎间盘突出症患者选择智能床的零重力模式。在此模式下，你的脊柱将处于中立位置，让压力均匀分布在各个椎骨和脊柱肌肉之间，最大限度地减少腰椎间盘的压力，有助于减轻酸痛和不适。智能床的零重力模式模拟了NASA太空舱的失重环境，通过调节床头床尾角度，让膝盖和心脏处于同一水平线，让你的身体犹如进入无重力的状态，让全身心都得到放松，获得优质的睡眠体验。

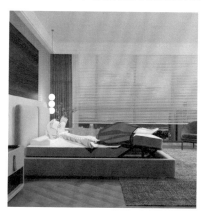

智能床零重力模式

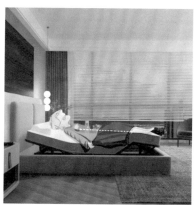

智能床抬腿模式

（2）药物治疗。消炎止痛药物可以辅助腰椎间盘突出症患者进行治疗。请在医生的建议下服用。

（3）**牵引、推拿。**牵引和推拿的原理都是利用外力缓解腰椎间盘疼痛，都是不错的选择。牵引的原理是通过保持生物力学平衡减轻腰椎负载。利用机械外力的分离作用，调整腰椎间盘髓核与纤维环后部位置，改变腰椎间盘神经压迫界面，从而缓解不适。推拿的原理是通过松解黏连、解除肌肉痉挛和神经压迫，改善微循环，促进吸收炎症及水肿，以此缓解疼痛。[6]

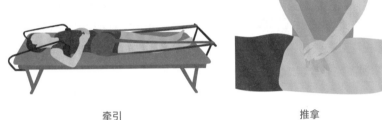

牵引　　　　　　　　　　　　推拿

（4）**以坐站交替办公代替久坐办公。**研究表明，久坐会导致腰痛加重。静态坐姿被证实会增加腰椎间盘内压力，导致腰椎间盘突出。[7] 在坐与站立状态下，人的肩颈部状态也有明显区别。坐在办公桌前，我们通常会驼背（脊柱后凸）、放松肩膀、脖子向前倾。伏案工作时，我们常常保持上半身前倾 20 度的坐姿，此时腰椎间盘承受的压力最大。收录在美国国家医学图书馆的一篇文章 Lumbar Disc Changes Associated with Prolonged Sitting 指出，通过改变身体姿势可以减少身体负荷的压力，专家主张每 15 分钟变化一下姿势。[8] 每天站立 66 分钟能够让你的上背部和肩颈部减少 54% 的疼痛。[9] 同时，坐站交替有利于减轻腰椎间盘所承受的压力。

选择用智能升降桌办公是不错的解决方案。你可调节桌面高度，以自由选择是站立还是坐着办公。

另外，智能显示器支架也能够使你的坐姿更加符合人体工程学，让你的颈部处于自然、无压力的状态，你可以边工作边站起来打电话，与同事在屏幕前交谈时也更方便。

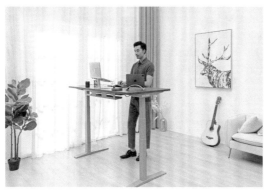

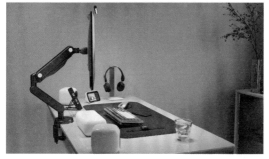

智能升降桌和智能显示器等人体工学产品，能通过调整
高度、方向，有效保护脊柱

七、腰椎间盘突出症的预防

（1）**正确的坐姿。**可以采用90度原则：坐着时，上身自然挺直，与大腿呈90度；双腿自然垂放，小腿与地面呈90度。坐在电脑前，除上身、双腿以外，颈部也需尽量保持直立，双臂自然下垂，手肘弯曲呈90度，手腕与桌面保持水平。[10]

如果椅子过高，可在脚下放置小凳子，让腿部保持自然下垂。如果椅子不够高或桌面高度不合适，推荐你使用人体工学桌椅以保持最舒适的坐姿。

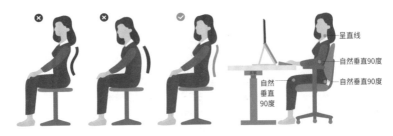

呈直线

自然垂直90度

自然垂直90度

自然垂直90度

保持良好坐姿，更好保护脊柱

符合人体工学设计的智能升降桌，让你自如调节桌面高度，以便将坐姿调整到最舒适的状态。另外，为减轻腰椎的压力，让腰部有足够的支撑，一张符合人体工学设计的办公椅也非常重要，推荐使用智能健身椅：靠背曲线贴合腰部，给脊柱提供科学的支撑。智能升降桌与智能健身椅体积小巧不占地，除此之外，还可以让你享受轻运动办公的新型健康办公方式，边运动边工作，提高大脑活力，让工作效率更高。

（2）**日常养成良好姿势习惯**。在日常生活中，养成良好的体态习惯，保护脊柱和腰椎。

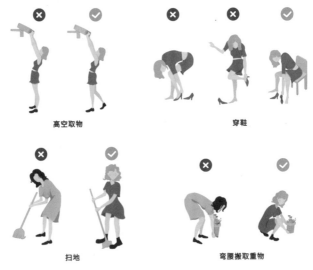

高空取物

穿鞋

扫地

弯腰搬取重物

养成良好的姿势习惯，保护脊柱

（3）游泳。游泳对于大多数患者来说，都是比较合适的锻炼方式。在水中，水的浮力能够减少体重负担，从而减轻脊柱的压力，同时通过游泳你还能加强对腰背部肌肉的锻炼。[11]

参考文献

[1] 刘小聪, 占雪平, 王添花, 等. 骨盆牵引下行腰部冲击手法治疗腰椎间盘突出症的临床研究[J]. 当代医学, 2016(8).

[2] van Heeswijk VM, Thambyah A, Robertson PA, et al. Posterolateral disc prolapse in flexion initiated by lateral inner annular failure: An investigation of the herniation pathway[J]. Spine, 2017, 42(21): 1604-1613.

[3] Ahern DP, Gibbons D, Johnson GP, et al. Management of herniated lumbar disk disease and cauda equina syndrome in pregnancy[J]. Clin Spine Surg, 2019, 32(10): 412-416.

[4] Gause PR, Godinsky RJ, Burns KS, et al. Lumbar disk herniations and radiculopathy in athletes[J]. Clin Sports Med, 2021, 40(3): 501-511.

[5] Sahrakar K. Lumbar disc disease[J]. Neurosurgery, Drugs & Diseases, 2018(9).

[6] Mo Z, Li D, Zhang R, et al. Comparisons of the effectiveness and safety of tuina, acupuncture, traction, and Chinese herbs for lumbar disc herniation: A systematic review and network meta-analysis[J]. Evid Based Complement Alternat Med, 2019(3).

[7] Adams MA, McMillan DW, Green TP, et al. Sustained loading generates stress concentrations in lumbar intervertebral discs[J]. Spine, 1996, 21(4): 434.

[8] McGill SM, Brown S. Creep response of the lumbar spine to prolonged full flexion[J]. Clin Biomech, 1992, 7(1): 43.

[9] Pronk NP, Katz AS, Lowry M, et al. Reducing occupational sitting time and improving worker health: The take-a-stand project, 2011[J]. Preventing Chronic Disease, 2012(9).

[10] 汪阳. 辨别腰痛对症治疗[J]. 中华养生保健, 2018(6): 41.

[11] 宋燕萍, 周爽, 张宁. 温泉水游泳加腰背肌功能锻炼治疗下腰痛疗效观察[J]. 中国疗养医学, 2021, 30(1): 42-43.

人没老，颈椎先老了
——颈椎病的由来

颈椎病早已不是老年病

今年 25 岁的大毛是一家软件公司的程序员，他早起时感觉肩颈酸痛已经是常态。他每个工作日都要用酸痛的一侧肩膀背上沉重的电脑包上班，在地铁上全程低头刷手机。最近每次到站，他抬头就会感到肩颈刺痛。白天，大毛在公司里几乎又是一天不动。随着颈椎越来越疼，大毛终于忍不住请假去了医院，看到医生的"交感神经性颈椎病"的诊断书，大毛傻眼了。

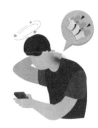

颈椎病

如今颈椎病早已摘掉"老年病"的标签，患病者横跨从青春少年到耄耋老人的多年龄层人群。数据显示：在中国近 1.5 亿名患有颈椎病的病人中，20—40 岁的青壮年多达 8800 万多名，这个数字让人忧心。颈椎病就在身边。[1]

一、颈椎病令人震惊的数据

在世界范围内，颈椎病比起肿瘤、艾滋病或心脑血管疾病，"热度"似乎不那么高。

不同职业对应的颈椎病的发病风险也存在差异，而广大需要长时间坐着办公的从业者，如程序员、老师、财务人员、科研人员、文案编辑等，患上颈椎病的风险非常高。以上五类工作从业者颈椎病的发病率分别为 24.3%、24.0%、23.0%、22.7% 和 21.3%。[2]

在严峻的事实面前，我们要对颈椎病从发病机制到成因，再到治疗和预防有个系统性了解，并付诸行动，这样才能最大限度地减少颈椎病对我们的伤害。

二、颈椎病的发生机制

众所周知，人体的脊柱有 24 块椎骨，那么颈椎具体是指哪里？通过一个简单的方式我们可以了解，从我们脊柱的第一块椎骨开始数起，直到第七块椎骨，这段就被称为颈椎了。颈椎间的颈椎间盘和韧带连接每块椎骨。颈椎虽短，但事关重大，一旦出现问题，由颈椎引起的各种各样的症状就都会出现了，这些症状甚至可以牵连整个身体，可以说是真正的"牵一发而动全身"。[3]

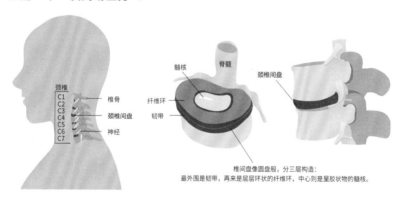

颈椎和颈椎间盘的构成

为了方便理解，我们可以做个简单的类比。把颈椎比作起重机，用来固定起重机的钢丝和卡扣螺栓就好比颈椎周围的肌肉和韧带。我们每天进行坐、低头、弯腰等动作，颈椎都会承受不同的压力，相当于起重机承载着不同的重物。随着时间的流逝，我们如果不能正确使用这台起重机，不及时维护这台起重机，它的钢索就会变得松弛，滑轮就会生锈，塔体各个钢架会变得松动，进而整个起重机塔吊都会摇晃。对应到我们的颈椎上，那就是颈椎肌肉长期疲劳、韧带损伤，我们的身体因此也会变得不稳定。

三、颈椎病的成因

（1）**久坐不动**。久坐办公室是上班一族的"标配"，由其引发的身体问题，被我们称为"亚健康病"，常常容易被我们所忽视。研究结果表示，如果整天坐着，背部压力比站立时多 40% ～ 90%。颈椎长期处于同一个姿势，颈椎间盘会受到不均匀的挤压，无法扩张吸收血液和营养，如此就容易导致颈部肌肉疲劳。很多人在看电脑时姿势不当会导致头部前倾，也会造成颈椎劳损。这带来的影响不仅仅是颈椎疼痛，更影响着我们的睡眠和工作效率。[4]

（2）**长期低头**。美国脊柱神经外科科学家托德·兰曼在《脊柱杂志》上发表文章说，成年人头部的重量大约为 5 千克，而当头部向前倾斜时，颈部承受的压力会激增。比如，前倾 15 度，相当于承重 12 千克；前倾 45 度，相当于承重 22 千克。人们平均每天花费 2 ～ 4 小时在智能手机和其他电子设备上，累积起来，每年有 700 ～ 1400 小时颈椎处于压力过大的状态。长此以往，必然会造成肌肉的劳损，从而引发颈部的酸痛。[5]

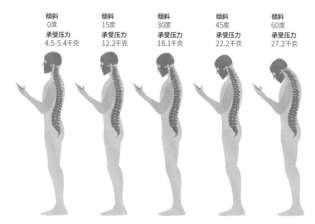

不同身体倾斜度带给颈椎的压力

（3）**缺乏运动**。运动是健康之源，对于颈椎周围的韧带和肌肉起着积极的作用。如果长期怠于运动，颈椎周围的肌肉和韧带就像起重机的钢索一样，韧性缺失、强度下降，不能使整个起重机得到有效的支撑，令起重机损伤风险逐渐加大。

（4）**枕头高度不当**。如果枕头过高，颈后部软组织会长期处于牵伸状态，从而导致慢性劳损、松弛；如果枕头过矮，又会导致头颈过度后仰，也容易引起椎体前方的肌肉和韧带慢性损伤。所以挑选枕头的原则是，既要舒服，又要有科学的高度。[6]

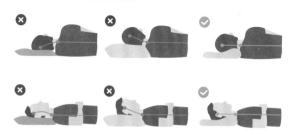

选择正确高度的枕头

（5）**单肩挎包**。我们都有这样的感觉，长期背着沉重的单肩包，一侧肩背肌肉会很酸痛，然而要警惕的是，这样的习惯还会引发包括颈椎病在内的多种身体疾病。

（6）**贪图凉爽**。在夏天用空调或者风扇直吹着睡觉或者工作，虽然舒爽，但是舒爽之后，我们全身的很多关节都受到了冷气的刺激，从而引发关节病、颈椎病。

四、颈椎病的分类及症状

作为一种综合征，颈椎病的症状可谓五花八门、形式多样，下文为分类情况。

（1）**颈肌型**。该类型颈椎病发病较早，可能从青少年时期就开始了，常见症状有：肩颈肌肉疼痛，上肢麻木、无力、疼痛，以及整个人有眩晕的感觉。这一点需要引起家长们的注意。

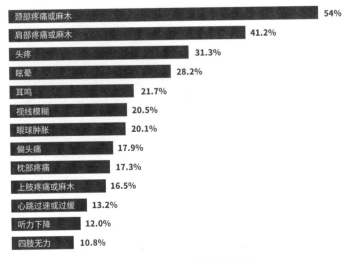

白领人群颈椎病患病情况调查分析

（2）**神经根型**。这是办公室久坐一族最常见的颈椎病类型，有神经根型颈椎病症状的人苦不堪言，他们经常会感到疼痛、酸麻、不灵活，甚至连打喷嚏、咳嗽都不敢用力，生怕加重。

（3）**脊髓型**。这属于比较严重的颈椎病类型，该病病因是：颈椎间盘突出或者韧带骨化使血管和脊髓受到压迫。严重的甚至会造成脊髓坏死。

（4）**交感神经型**。其发生机制为颈椎间盘退变导致颈椎不稳，出现骨骼增生，且对周围的交感神经产生一系列的压迫。具体症状有头晕、头痛、视线模糊、心跳加速、面部发麻等。

（5）**椎动脉型**。此类型的颈椎病最典型的症状就是转一下头都会感觉头晕，这是因为椎动脉被压迫，导致脑供血不足。[7]

五、颈椎病的危害

颈椎病如果不进行适当的治疗，容易引发多种疾病。后果严重，颈椎病带来的危害，从轻到重有以下几种。

（1）**颈部转动受限。**这是因为颈椎的椎体发生病变，韧带增厚或钙化。

（2）**头晕、失眠。**颈椎病带来的酸痛严重影响正常休息，甚至会使病患神经衰弱。

（3）**上半身无力。**双臂双手无力，经常酸痛，这是由于颈椎神经被压迫造成的。

（4）**植物神经功能紊乱。**白天不想吃饭，夜晚睡不着觉，带来诸多不便，如果长期发展下去，甚至会焦虑和抑郁。

（5）**脑卒中。**数据表明，患脑卒中的人群中，患有颈椎病的人多达九成。

（6）**耳聋。**因为和颈椎相关的交感神经被压迫，患者在出现听力障碍的同时甚至会出现视线模糊。

（7）**高位截瘫。**这绝非危言耸听，骨质增生发生在颈椎，脊髓被骨刺压迫，从而诱发瘫痪。

六、颈椎病的缓解与治疗

颈椎病的治疗主要分为两种：手术方式和非手术方式。

（1）**手术方式。**一般来讲，轻型的颈椎病不需要手术治疗，因为手术有一定的风险。只有罹患椎动脉型颈椎病、神经根型颈椎病和脊髓型颈椎病，才需要在严格的医嘱下进行手术治疗。

（2）**非手术方式。如药物治疗、牵引、推拿、运动。**

药物治疗。颈椎病患者可针对不同的症状，在医生的严格指导下服用指定的药物。疼痛期患者一般服用非甾体类止痛药、镇静剂等药物来缓解，头晕者服用维生素 B1、B12 等，但一定要由医生来开具处方。

牵引。牵引如果做到位，不失为一种缓解颈椎病症状的好办法，但是牵引疗法同样是针对特定颈椎病症状的，一般是轻型的颈椎病，且同样需要在医生的指导下进行，不可盲目尝试。[8]

推拿。在部分情况下可以做，但一定要慎重，应由专业医生评估进行。颈椎病很难通过推拿达到治疗的目的，推拿只能起到部分缓解症状的作用。

运动。可以选择一些相对来说对抗性小、强度小的运动，如瑜伽、健走、太极拳、健身操、羽毛球等。它们有助于改善颈部肌肉紧张酸痛等不适症状。

七、颈椎病的预防

（1）**保持良好的坐姿。**正确的姿势应该是保持颈椎和躯干处于正中位，肩膀找到正确的位置，能够很放松地微微下垂，视线保持平视。为了达到这一姿势，可以选择用智能显示器支架来完善工作环境。这款智能显示器支架的臂部可旋转 360 度，灵活地伸展和缩回，让你自由调节显示器的位置，防止脖子前倾给颈椎带来压力，避免不良姿势对颈椎的慢性损耗，让办公环境更加符合人体工学。

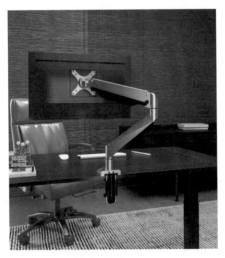

智能显示器支架

（2）**避免久坐。**如果工作的时间过久，长时间保持一样的坐姿，我们会感觉脖子特别不舒服，特别是颈椎的部分，很僵硬，甚至会感到像针扎一样疼痛。这时有必要调整一下坐姿，活动活动脖子，或者站起来拉伸一下，缓解颈部和背部的压力。

调查研究表明，每天站立 1 小时可以减少 54% 的颈部和背部疼痛。[9] 可调节高度的办公桌是让你告别久坐的好方法。智能升降桌可以帮助你调整到最舒适的办公桌面高度（见表 2-1）。在办公时，通过调整桌面高度来坐站交替，可以避免颈椎肌肉长期处于紧张状态，压迫颈椎神经导致颈椎病。不管是久坐还是久站，都非健康的习惯，健康办公的原则是：坐站交替。智能升降桌自由调节高度的特性帮助你"坐"出健康、"站"出健康。

（3）加强肩颈部肌肉锻炼。 建议在工作 1 小时（最多不要超过 2 小时）后有目的地活动头颈，很多健康专家建议活动的时候用头写一个"田"字或者"米"字，你不妨尝试一下。

表 2-1　身高与桌子直立高度对照表

身高 / 厘米	桌子直立高度 / 厘米
152	99
155	100
157	102
160	103
163	104
165	107
168	109
170	110
173	112
175	114
178	115
180	117
183	119
185	120
188	122
190	123

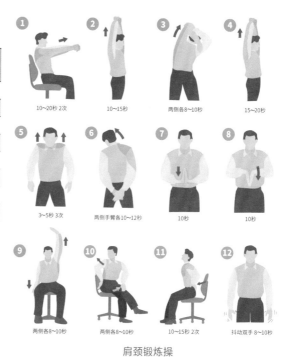

肩颈锻炼操

（4）**正确挑选枕头**。改变枕头过高或者过低的状况，枕头高度 10 厘米左右，或与自己立拳高度一致。而且枕头中间凹陷最好。让颈部充分接触枕头。

（5）**避免损伤**。在生活中要避免发生容易对颈部造成急性损伤的状况，比如急刹车、冲撞颈部、重物压迫等。

（6）**注意保护肩颈部**。避免长时间背挎过重的背包，增加肩颈部压力。同时季节变化对于颈部的影响比较大，尤其是在秋冬季节，潮湿阴冷的气候会影响颈椎的健康，建议冬季出门做好颈部保暖工作，如围上围巾，同时夏季尽量避免空调冷风长时间直吹。[10]

参考文献

[1] 张杰.自己招来的颈椎病[EB/OL]. (2016-7-30)[2022-12-13]. http://health.people.com.cn/n1/2016/0730/c14739-28596892.html.

[2] 沈红兵.流行病学：第三卷（第 3 版）[M].北京：人民卫生出版社,2014(9).

[3] 脊柱外科李医生. 颈椎病 Cervical Spondylosis[EB/OL]. (2022-1-7)[2023-4-25]. https://zhuanlan.zhihu.com/p/450636157.

[4] 李金学.脊柱骨伤科学[M].北京：人民卫生出版社,2015(4).

[5] 黄敏.头部前倾 15 度＝承重 12 公斤 手机竟能改变脊柱曲线？[N].北京日报,2017-4-21.

[6] 孙悦礼.我真的坐不住了：骨科医生让你上班更轻松[M].北京：北京联合出版公司,2020(10).

[7] 侯树勋.骨科学[M].北京：人民卫生出版社,2020(5).

[8] 刘延青,崔健君.实用疼痛学[M].北京：人民卫生出版社,2013(8).

[9] Pronk NP, Katz AS, Lowry M, et al. Reducing occupational sitting time and improving worker health: The take-a-stand project, 2011[J]. Prev Chronic Dis, 2012(9).

[10] 姜小鹰.家庭护理指导：常见内外科疾病家庭护理[M].北京：人民卫生出版社,2013(11).

传说中的"女神气质"到底是什么?
——谈谈不良体态的危害

不良体态不仅没气质,还伤害身体

"你的背怎么这么驼啊!"

"你这脖子往前探的样子好像乌龟哦!"

"你这肚腩真大啊!"

......

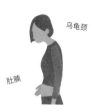

乌龟颈

肚腩

体态不佳

由于体态不佳,小薰在生活中经常被人开玩笑,虽然知道朋友们是无心的,但是次数多了,她也难免介意起来。除此之外,最近小薰还频频感觉肩背酸痛,眼瞅着小腹的赘肉也越来越厚。

看着荧幕上自信美丽的女明星们,再看看镜中含胸驼背、缺乏魅力的自己,小薰深深叹了口气:"我也想做气质女神啊。"去体检时,医生告诉她:体态不良不仅影响心理健康,还会影响身体健康,赶紧做出改变吧!

一、不良体态形成的机制

生活中总有一些"气质女神",但是气质并不是"漂亮的五官"和"时尚的穿着"所带来的,真正的秘密在于她们体态优雅。

气质是每个人都可以通过后天练习养成的,无非只是在举手投足时,注意让身体保持正确的姿势。注意,一旦形成以下问题,你离"气质女神"就越来越远啦!

(1) **驼背**。脊柱后凸,也被称为驼背,是上背部脊柱过度弯曲造成的。脊柱在颈部、上背部和下背部自然弯曲,能帮助吸收冲击并支撑头部的重量。当这个弯曲不太正常时,就会发生脊柱后凸。[1]

(2) **头部前倾(探颈)**。头部前倾的特征是头部位置相较于颈部更向前。头部前倾姿势与上颈椎(C1—C3)的过度伸展和下颈椎(C4—C7)的弯曲有关。

(3) **脊柱侧凸**。脊柱的正常曲线出现在所谓的"矢状面"[1]的颈椎、胸椎和腰椎区域。这些自然曲线将头部定位在骨盆上方,并作为减震器在运动过程中分散机械应力。脊柱侧凸通常被定义为"冠状面"平面中的脊柱弯曲。

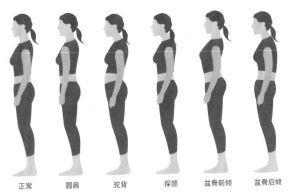

正常　圆肩　驼背　探颈　盆骨前倾　盆骨后倾

正常体态和不良体态

二、产生不良体态的原因

(1)久坐

久坐导致圆肩和驼背。当长时间以不正确的姿势使用电脑,头部向

1　将人体切割开来,按切割方向不同,人体可以被分为三个面,即矢状面、冠状面、水平面。矢状面:沿人体前后方向,将身体分为左右两个部分的平面称矢状面。冠状面:又称额状面,沿人体左右方向,将身体分为前后两个部分的平面称冠状面。水平面:又称横切面,将身体分为上下两个部分,与地面相平行的平面称水平面。

前和向上移动时，会导致颈部重量增加。每当头部向前移动时，颈部和肩胛肌肉的张力就会增加，并且盂肱关节的反作用力也会增加，这会导致上半身的肌肉骨骼疾病（MSD）主要集中在肩膀和背部，即圆肩（肩膀向前）和驼背（肩膀向上）。在圆肩姿势（RSP）中，肩部向前弯曲，这是由肩胛骨抬高和肩峰前伸引起的。[2]

久坐导致头部前倾姿势。头部前倾姿势是最常见的颈椎异常状况之一，常常使用电脑的人，头部前倾比例往往更高。在使用电脑对肌肉骨骼系统的影响中，长时间保持盯着显示器的姿势，视线向下，会使头部向前移动，导致上颈椎过度伸展，下颈椎前弯过大，这被称为头部前倾姿势（龟颈姿势）。[3]

久坐形成脊柱侧凸。健康的人群在生活中久坐，长时间放松的坐姿会导致胸腰椎倾斜角度减小，胸椎后凸和腰椎前凸的深度减小，以及骨盆不对称。而脊柱侧凸患者久坐后，脊柱凸度亦会有所增加。[4]

久坐导致腹部脂肪围积。一项 2 型糖尿病 (T2DM) 高风险人群久坐时间的磁共振成像 (MRI) 研究表明，每多坐 60 分钟，腹部脂肪增加 1.74 升、内脏脂肪增加 0.62 升、皮下脂肪增加 1.14 升、肝脏脂肪增加 1.86%。久坐时间与我们多个器官的脂肪含量直接相关，外部表现为腹部腰围变大，形成肚腩。[5]

（2）其他不良姿势

无精打采或驼背；靠在椅子上；背负重物，例如装满书的书包。

（3）脊髓损伤

一些脊柱损伤，例如骨折，会损伤脊柱并影响其曲率；患有影响骨骼或脊柱的疾病；潜在的骨骼或脊柱疾病也可能导致脊柱后凸，比如退行性椎间盘疾病和骨质疏松症。

三、不良体态的症状和后果

久坐的人肩痛症状尤为突出。圆肩姿势和驼背姿势是最常见的临床体位错位。这些会导致脊柱弯曲并增加神经根的张力，从而对上肢肌肉力量和功能产生负面影响。[6]

随着脊柱侧凸情况的恶化，它会导致更明显的变化——包括臀部一大一小、肩膀一高一低、肋骨突出，以及腰部和躯干向一侧倾斜。

（1）**工作效率方面。** 肩颈肌肉的疼痛可能会影响员工的工作效率。

（2）**身体形象方面。** 患有脊柱后凸的人，尤其是青少年，可能会因背部圆润而导致身体形象不佳。[7]

（3）**心理功能方面。** 不太理想的体态会在一定程度上影响自尊心和自信心，甚至会影响正常生活。据统计，25% ～ 43% 脊柱侧凸的患者感到被孤立或抑郁。在诊断和治疗的早期阶段，青少年及其家人往往备感压力。与健康的同龄人相比，患有脊柱侧凸的青少年对待生活的态度较为负面，自尊心过强，甚至容易患上抑郁症。

四、不良体态的治疗与缓解

（1）**手术治疗。** 对于先天性的、脊柱弯曲度大于 70 度的或有严重背痛症状的脊柱后凸患者，医生通常建议进行手术治疗。下背部后凸的患者需要通过手术，将脊柱弯曲度调整至 25 ～ 30 度。脊柱融合术是最常用于治疗后凸畸形的外科手术。

对于脊柱侧凸患者，专家一般建议，只有在脊柱弯曲度大于 40 度且有进展迹象时才进行手术治疗。脊柱侧凸手术分为前路手术、后路手术、减压椎板切除术和微创手术（MIS）。

（2）**物理治疗。** 进行腹部和背部的特定练习能够锻炼肌肉，帮助拉伸紧绷的腘绳肌，强健脊柱错位处，从而缓解疼痛。

（3）**药物治疗。** 非甾体抗炎药，包括阿司匹林、布洛芬和萘普生，可以帮助缓解背痛。

（4）**支具治疗。** 对仍在发展期的脊柱后凸患者，推荐使用支具支撑。可以根据脊柱弯曲的严重程度来挑选支具类型，并确定每天佩戴支具的时长。通常孩子每天应佩戴 16 ～ 23 小时，直到停止生长发育。研究表明，在恰当使用支具后，约 80% 的未成年患者的脊柱侧凸的发展停止了。

为了获得最佳效果，应定期检查支具是否合适，随着脊柱曲线的改善，医生会定期调整支具。

五、不良体态的预防

（1）预防驼背

如果你在办公时经常感到颈部疼痛，这很可能是因为你的脊柱正在变得僵硬。为进一步防止脊柱后凸变严重，你可以在工作时经常活动身体，做一些简单的运动，以减少肌肉不适和眼部疲劳。建议你每 30 分钟起身走动走动，或在办公桌前锻炼身体。[8]

如果在工作中为了方便打字或阅读，你需要不断将身子前倾，可以考虑使用智能升降桌，将智能升降桌调节到一个更合适的高度，减少脊柱的压力。同时，智能升降桌可以实现站立办公，站立比坐着能带来更好的姿势和使脊柱对齐。除此之外，在坐姿和站姿之间进行切换，也有助于控制慢性背痛。[9]

（2）预防圆肩

一项关于头部前倾和圆肩姿势的研究表明，自我伸展运动、麦肯齐运动和肯德尔运动可以有效改善因头部前倾和圆肩驼背姿势引起的肌肉和骨骼问题。[10]

人们可以将智能升降桌调整到合适的高度，背对智能升降桌，双臂伸直，用手抓住前缘，然后伸出双腿，使臀部刚好在桌子前缘，慢慢沉下身体，直到臀部完全低于前缘，然后再慢慢抬起身体。

除此之外，将双臂向后伸，然后尽可能地交叉手指。如果你的手不能合在一起，你可以抓住椅背，伸展你的手臂 25 秒，让你的肩膀、胸部和颈部得到很好的伸展。

智能升降桌可调节桌面高度，方便你在工作之余做肩颈操等伸展运动，伸展胸部、肩部，有利于改善圆肩情况。

（3）预防头部前倾

坐姿要符合人体工学。当你大部分时间都坐在椅子上盯着屏幕时，很容易向前低头或者头部前倾。可以使用智能升降桌搭配智能显示器支架，调整桌子、电脑显示器和键盘的高度，找到最符合人体工学的姿势，保持头部和颈部对齐。

好身材，挺起来。紧绷的胸部肌肉会导致你的头部向前突出。通过伸展胸大肌和胸小肌，将头部和肩膀向后拉，可以让你保持挺拔的姿势。拥有挺拔的身姿，能够让你看上去身材更好、气质更佳。

推荐在桌子前做俯卧撑运动：面向办公桌，双手分开与肩同宽，抓住桌面边缘，慢慢下沉身体（保持背部挺直），直到你的胸部快要触碰到桌子的边缘，停顿片刻，然后慢慢抬起，做 3 ~ 5 组，每组 10 个。此时如果你拥有智能升降桌那就太好了！你可以通过升高、降低办公桌面，感受不同难度的俯卧撑，锻炼到不同的肌肉群。

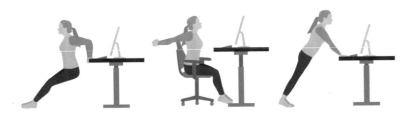

利用智能升降桌进行运动

（4）预防脊柱侧凸

研究表明，瑜伽对脊柱侧凸有改善效果，久而久之会对你的外形和气质产生积极影响。久坐的办公族可以借助智能升降桌等办公设施进行瑜伽运动，不用离开办公室就能够舒展身体，改善脊柱侧凸。

（5）预防腹部赘肉、肚腩

2013 年，一项比较站立和坐姿效果的研究表明，与坐姿相比，站立能够激活更多的肌肉。虽然这只是一个微小的改变，但对于缺少时间的办公族来说，站立是一项最简单也最有效的腹部锻炼方法。使用智能升降桌调整桌面高度，实现办公期间的站立，能激活腹部肌肉，减少腹部脂肪，摆脱肚腩，改善体态。

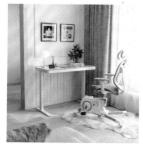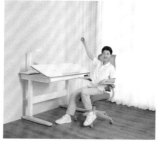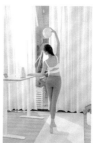

智能健身桌和智能健身椅

参考文献

[1] Gabbey A. What Is Kyphosis?[J]. Healthline, 2019(9).

[2] Domeikien A. Effect of rounded and hunched shoulder postures on myotonometric measurements of upper body muscles in sedentary workers[J]. Applied Sciences, 2022(12).

[3] Jain D, Prabhu S, Desai M. Effects of forward head posture on postural balance in young adults[J]. International Journal of Advanced Research, 7(6).

[4] Rahman S, Shahnaz S, Parisa S, et al. Effectiveness of therapeutic exercise on forward head posture: A systematic review and meta-analysis[J]. Journal of Manipulative and Physiological Therapeutics, 2018(41).

[5] Henson J, Edwardson C L, Morgan B, et al.Sedentary time and MRI-derived measures of adiposity in active versus inactive individuals[J].Obesity, 2018, 26(1):29.

[6] Domeikien A. Effect of rounded and hunched shoulder postures on myotonometric measurements of upper body muscles in sedentary workers[J]. Applied Sciences, 2022(12).

[7] Korooshfard N. Relationship of self esteem with forward head posture and round shoulder[J]. Procedia—social and Behavioral Sciences, 2011(15): 3698-3702.

[8] Weiss H R, Moramarco M M, Borysov M, et al. Postural rehabilitation for adolescent idiopathic scoliosis during growth[J]. Asian Spine Journal, 2016, 10(3): 570-581.

[9]　Miller R. 5 unusual office chair solutions to help your back[N]. Spine-health, 2020-2-7.

[10] Marianna B, M' Hango A, Kotwicki A T. 4th international conference on conservative management of spinal deformities, 2019.

第三章

特别的爱给
特别的你

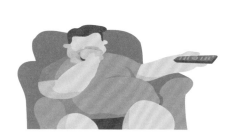

中年发福的罪魁祸首是什么?
——聊聊人体的新陈代谢

中年人的苦——别人发财我发胖

以前是操场上阳光帅气、清朗俊逸的帅气少年，现在却只是茫茫人海中众多啤酒肚大叔中的一个；以前是舞台上身材窈窕、婀娜多姿的纤纤少女，如今却在岁月的长河中长出了水桶腰。

中年发福

岁月果真是一把杀猪刀。人到中年什么都不容易，就是容易胖！这是当下所有中年人最常用来自嘲的玩笑话，玩笑背后更多的是对现实的无奈。那么，中年人真的无缘好身材了吗？

一、中年发福令人震惊的数据

在 2014 年，以美国华盛顿大学为首的研究组织做了一项调查，他们调查的对象是出生于 1980 年至 2013 年的来自 188 个国家和地区的肥胖和超重人口。结果表明，30 多年来，全球肥胖和超重人口增加了将近 12.5 亿。

而《柳叶刀》杂志刊登了来自中国疾病预防控制中心的一项研究成果，该研究结果彰显了 2004—2018 年中国城乡人群的平均 BMI（身体质量指数）及超重/肥胖的变化趋势。数据显示，中国成年人的平均 BMI 水平在上升。

调查数据显示，从年龄趋势上：BMI水平最低的年龄组是18—29岁的人群；在女性中，平均BMI和肥胖率随着年龄增加而增加，一直到50岁，之后改变很小；而在男性中，中年男性（30—49岁）的平均BMI和肥胖率最高。

二、新陈代谢的机制

（1）是什么影响了你的新陈代谢？

对于一个成年人来说，消耗热量的方式有基础代谢（BM）、运动消耗及进食消耗。

（2）什么是基础代谢？

基础代谢是人体最基础的能量需要，它恰好维持人体各项机能的运作。要想测量一个人的基础代谢，必须在人体极度安静又保持头脑清醒的情况下进行。

基础代谢率会受到性别、年龄等因素的影响，常常使用哈里斯－本尼迪克特公式（Harris–Benedict formula）来计算，计算方法如下。

男性基础代谢率=88.362+（397×以千克为单位的体重）+（4.799×以厘米为单位的身高）－（5.677×年龄）

女性基础代谢率=447.593+（247×以千克为单位的体重）+（3.098×以厘米为单位的身高）－（4.330×年龄）

值得注意的是，计算得数与正常指标的差值在10%～15%都属正常现象。当计算得数与正常指标的差值大于20%时，则认为出现了病理现象。[1]基础代谢率的升高和降低与甲状腺机能有关，二者呈正比关系。此外，也同肾上腺皮质和脑下垂体机能相关，基础代谢率会随着此类机能的减弱而下降。

（3）基础代谢是怎么降低的？

身体无法自动辨认，你是在有意节食还是被动挨饿。当身体认为你在挨饿的时候，它就会采取措施去保护和维持器官的正常运转，即开启低代谢的模式。由于它无法判断挨饿状态会持续多久，所以只能尽可能降低新陈代谢，关闭生殖系统、免疫系统等相对次要的系统，此刻的基础代谢可能仅仅保持在使你恰好存活的水平。当你开始正常进食，基础代谢却难以恢复到正常水平，脂肪就会蜂拥而至。这就是节食之后体重会很容易反弹的原因。

年龄变大，肌肉会渐渐流失。这就是为什么老年人的皮肉越来越松弛。

久坐不动。2012 年的一项关于久坐与代谢综合征的关联度研究表明，久坐不动会使罹患代谢综合征的概率提高 73%。长期处于久坐状态下的人群，新陈代谢比普通人更加迟缓，且更容易患高血压、糖尿病等慢性病。

睡眠问题。不正常的作息也会使你发胖！你在睡眠时，身体会对你体内的葡萄糖进行调节；而当你熬夜时，人体内的葡萄糖则无法得到有效调节，新陈代谢也会受到影响。[2] 长此以往，你就会发胖。

过少或不摄入粗粮及蛋白质。经过精细加工的食物中往往缺乏维生素B、维生素E及钾、锌、铁等微量元素。这些元素可以促进新陈代谢。因此为了提高基础代谢率，保持健康的体重，应当保持健康的饮食习惯，多吃粗粮及富含蛋白质的食物。

三、新陈代谢降低的表现和影响

（1）**减肥困难。**许多人可能不知道，减肥难以成功，原来是新陈代谢搞的鬼。[3] 你可能常常有这样的疑惑：我明明吃得比别人少，为什么还是比别人胖？这就是因为他人的新陈代谢速度更快。他吃进去的食物能够在更短的时间内被消耗掉，而你却得用更长的时间去消耗这些热量，且在消耗的过程中，有些能量无法被完全代谢，因此就留在了身体里，变成了脂肪。这就是你发胖的原因。

（2）**怕冷。**人们常常认为怕冷是由先天基因造成的，但实际情况是，怕冷也与新陈代谢有关。新陈代谢速度快的人，周身会散发较多的热量，所以在同样的环境下，他们会觉得更热。而新陈代谢较慢的人则相反，他们周身散发的热量较少，体表温度就更低，因此常常会比普通人更怕冷。尤其是在冬天，新陈代谢较慢的人无法及时调节体表温度，因此容易生病。

（3）**皮肤暗淡**。你可能会觉得不可思议，皮肤的表现也与新陈代谢有关。很多人都知道皮肤表面有角质层，角质层过厚或者过薄都不好。角质层过薄会使皮肤的保护层易被打破，形成敏感肌；而角质层过厚则会使保养品无法被我们的皮肤吸收，还会使表皮粗糙、颜色暗沉。新陈代谢较慢就会使皮肤表层的角质无法及时脱落，一层层堆积，形成厚厚的隔膜，这时候，无论使用多少保养品，都无法达到好的效果了。

（4）**排便周期长**。排便周期长、常常便秘这都是新陈代谢慢的表现。排便可以带走我们身体的毒素，最好是每天都进行排便。体内宿便堆积会造成皮肤暗沉，甚至引发痔疮等肛肠疾病。

（5）**气血不畅**。如果你有时感到头晕，觉得体内气血运行受阻不畅，这也是新陈代谢较慢的表现之一，应引起重视。

四、提高新陈代谢的好方法

有以下可以加快新陈代谢的方法。

（1）**养成运动的习惯**。首先，为了身心健康，一定要摒弃久坐不动的工作习惯。可以采取有氧运动和无氧运动相结合的方式进行锻炼，两者都可以增强心脏的活力，使血液更加畅通，提供更多的氧气和能量以提高新陈代谢率。运动的效果相当显著，短期内就会有明显效果。如果能做到长期保持，那么对身体的益处是无穷的。

久坐的危害不言而喻，久坐会导致血流不畅、身体代谢减缓，久坐办公人群往往面临着更严重的健康威胁。据悉，人们坐下超过 1 小时，体内用于分解脂肪的酶的分泌量会降低 90%，这不仅会导致肥胖，也会使我们产生一些腰部、背部的毛病。因此，在长时间工作时，最好采用坐站交替的姿势。这样可以比久坐时燃烧更多的脂肪，促进新陈代谢，促进全身的血液循环。但是，切忌以长久站立代替久坐，因为过久地保持站立姿势也会对身体造成危害，使我们有患上下肢静脉曲张的风险。站立时间要尽量控制在半小时左右。

20分钟
保持任何固定姿势20分钟都会开始抑制新陈代谢

4小时
4小时不活动导致控制脂肪和胆固醇代谢的酶几乎关闭

90%
当你坐着时，帮助你分解脂肪的酶的产生减少了90%

坐着和站着交替会增加代谢食物需要的酶

坐站交替的优点

其次，要进行一些有助于肌肉生成的训练，如阻力运动和重量训练等。因为保持肌肉量需要非常多的代谢能量，这对保持新陈代谢有极大的益处。

最后，将智能升降桌和智能健身椅搭配使用，可以合理利用碎片化时间进行运动，而在日常工作中保证一定的运动量，对身心健康大有裨益。其中智能健身椅设置了8档阻力调节按钮，你可以根据自己的健身习惯调节骑行阻力，享受不同程度的运动快感，维持新陈代谢的有效进行，从而降低发福肥胖的风险。

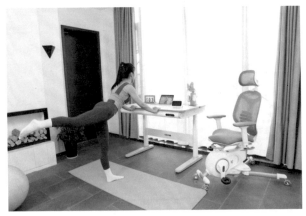

智能升降桌的妙用——一键升高，练瑜伽

（2）**多喝水**。喝水对身体有巨大的好处。水是生命之源，当你的身体处于缺水状态时，身体的新陈代谢就会处于停滞状态，身上的热量和脂肪就无法得到燃烧。如果你想发挥运动的最大效用，那么务必在运动中及时补充水分。

（3）**充足睡眠**。睡眠同喝水一样平常，并且同样对人体的新陈代谢有巨大影响，人体的许多机能只有在睡眠时才会充分运作。睡眠质量不佳会直接影响身体健康，造成食欲减退、进食困难等状况，新陈代谢水平也会因此降低。

（4）**压力管理**。人体在紧张时会产生更多的皮质醇，皮质醇是一种使胰岛素敏感性降低的物质。短时间内皮质醇增加并不会造成太大问题，但长期如此，人在长期的压力下无法解脱，皮质醇就会不断增加，从而引发严重的健康问题，比如造成体重增加和嗜睡。

微笑带来的好处是难以想象的。曾有一项研究表明，10 分钟的微笑可以消耗 50 千卡的热量！如果你每天保持这个习惯，那么一年之后你就可以瘦掉 2 斤！还有多项医学数据显示，乐观者的疾病好得更快，长期保持乐观还能提高人的免疫力。所以，面对压力，我们更应该保持乐观的心态！

（5）**避免采用饥饿节食法**。减重的关键在于提高新陈代谢率，而人体需要足够的能量和营养才能正常进行新陈代谢。节食会使身体处于饥饿状态，从而使人体在恢复正常饮食时体重反弹。此外，长期节食会使人体的基础代谢率降低，这样就更不容易减重了。

（6）**摄取多种高营养食物**。注意饮食均衡，注重各种营养元素的摄入是永恒的课题。想要有一个良好的身体，维持身体各项机能的正常运作，就需要优质蛋白质、维生素和矿物质。蛋白质有助于保持肌肉群，维生素和矿物质是维持新陈代谢的最主要的营养物质。

（7）**定期做健康检查**。如果你保持着健康的心态，良好的睡眠、饮食、运动习惯，但依然受到肥胖的困扰，你就需要做个健康检查，得到医生的建议。因为人体是非常复杂的系统，你服用的药物、荷尔蒙（激素）及遗传因素都会影响你的身体。有些药物会影响人的新陈代谢，导致增重；当激素水平超出正常范围时，也会对新陈代谢产生干扰；如果你的问题出在遗传因素上，你就可以请专业的保健员为你量身定制饮食和运动方案。人的新陈代谢十分复杂，但基本原则浅显易懂：细胞将食物和营养转化为运动、思考、呼吸和生存所需的能量。在正常情况下，健康的新陈代谢只与健康饮食、运动、睡眠和一切有益的生活方式及习惯有密不可分的关系。

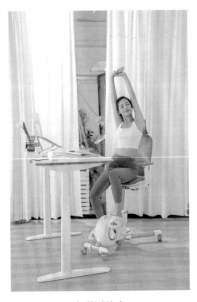

智能升降桌

参考文献

[1] 师旭东, 葛淼. 地理环境对健康人基础代谢率参考值的影响 [C]// 中国环境科学学会. 2020 中国环境科学学会科学技术年会论文集. 北京: 中国环境科学出版社, 2020: 3966-3974.

[2] 芮晓鸥. 激活你的新陈代谢 [J]. 中国金融家, 2020(1): 138-139.

[3] 义君. 加快新陈代谢促减肥 [J]. 人生与伴侣: 综合版, 2018(10): 69.

胖也是病吗？
——肥胖人群的健康方案

肥胖带来的仅仅是外表的改变吗？

随着生活节奏的加快、饮食作息习惯的变化，人们越来越胖已经成为不争的事实。

一、肥胖症令人震惊的数据

（1）**增速快**。在 45 年间，全球的肥胖症患者人数增长了近 2 倍。

（2）**总量大**。截至 2016 年，全球有超过 19 亿名成年人体重超标，被判定为肥胖的人数多达 6.5 亿，约占全球所有成年人的 13%。专家预测，到 2025 年，这个数字将会上升到 27 亿，占预计总人口的 1/3。

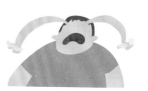

肥胖症

《中国居民营养与慢性病状况报告（2020 年）》显示，中国的肥胖症情况也不容乐观，成年人超重或肥胖的人数总和超过人口总数的 1/2。在未成年人当中，有 1/10 的 6 岁以下儿童超重或肥胖。6—17 岁青少年的情况则更糟糕，超重或肥胖的人数接近 1/5。[1]

二、肥胖症的发生机制

肥胖症的形成原因是，我们摄入的热量过多，即我们长期摄入超过身体所需的热量，而这些热量又无法排出，多余的热量贮存在体内，便化作了脂肪。人体脂肪长期堆积，在高于正常人平均值太多的情况下，不仅会使体重大幅度增加，还会引起身体的不正常变化，这就是肥胖症。

超重和肥胖被定义为对健康构成风险的脂肪异常或过度积累。1997年，世界卫生组织提出了一个定量标准，为肥胖症的临床诊断提供了极大的便利，即 BMI 大于等于 24 千克／平方米时提示超重，大于等于 28 千克／平方米时即可被诊断为肥胖。

BMI 的计算方法：体重除以身高的平方。例如，一个身高为 175 厘米的成年人，当他的体重超过 77 千克可被判定为超重，超过 92 千克则可判定为肥胖。

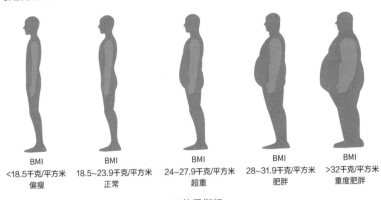

| BMI
<18.5千克/平方米
偏瘦 | BMI
18.5~23.9千克/平方米
正常 | BMI
24~27.9千克/平方米
超重 | BMI
28~31.9千克/平方米
肥胖 | BMI
>32千克/平方米
重度肥胖 |

BMI 体重指标

三、肥胖症的原因

（1）**饮食因素**。在现代社会中，经济的发展使得人们的生活水平提高，种类丰富的食物走进千家万户。但美味的食物中往往含有较高的脂肪，人们摄入的总能量大幅度增加。同时，进食速度也会产生影响：当大脑饱食中枢发出已经吃饱的信号时，吃得快的人已经吃了超量的东西，因此会导致热量超标，长此下去就会超重或肥胖。

（2）**活动因素**。科技的发展解放了人类，工作中的体力劳动减少，体力劳动被脑力劳动所取代，其结果就是人体消耗的能量减少，导致人们的热量摄入和消耗之间出现了不平衡。现代人们运动少的主要表现为以坐为主要行为状态，而久坐恰恰是肥胖症的主要诱因。肥胖症患者的日常运动量要明显少于体重正常者。在加拿大，在以坐为主要行为状态的男性中，患有肥胖症的有 27%，但肥胖症患者在活动量正常的男性中仅占 19.6%。

（3）**睡眠因素**。研究表明，睡眠缺失会导致身体内部的瘦素水平降低，胃饥饿素水平提升，从而增加进食量。睡眠不足引发的疲劳也会减少身体活动量，减少能量消耗，致使肥胖发生的风险增加。

（4）**年龄因素**。肥胖症可能发生在任何年龄段，甚至是幼儿阶段。但随着年龄的增长、激素水平的变化，患肥胖症的风险会增大。此外，体内的肌肉量往往会随着年龄的增长而减少，而肌肉含量降低会导致新陈代谢减缓，还会降低热量消耗，所以年龄越大，控制体重越难。

（5）**其他因素**。怀孕妊娠、抽烟饮酒、遗传因素、内分泌情况、神经因素和服用药物的情况等，也可以导致能量摄入和消耗的不平衡。

四、肥胖症的表现

（1）**外貌身材变化**。肥胖者在外观上表现为身材矮胖，脸型上部窄下部宽，出现双下颏，脖子显得粗短。仰头的时候明显感受到颈部的脂肪肥厚。正常站立时可以明显看出腹部向前凸（所谓的低头看见肚皮）。如果是短时间体重明显增加者，可以在其大腿外侧或者臀部看到细碎的紫色或者白色的肥胖纹。

（2）**怕热多汗**。

（3）**活动能力比正常者稍低，活动时会出现轻度气促的情况**。

（4）**睡眠时打鼾**。

（5）**可能会有高血压、糖尿病、痛风等临床表现**。

五、肥胖症的危害

肥胖症患者更容易有一些可能很严重的健康问题。

（1）**病死率和病人肥胖程度有很大关系。**[2]病人越肥胖，死亡率就越高。BMI 大于 35 的人，病死率比普通人高 30% ～ 40%。有科学研究提出，肥胖症会让人的寿命减少 6 ～ 7 岁。更令人害怕的是，男性如果严重肥胖（即BMI超过 40），可能会减少 20 年的寿命。

（2）**引发冠心病、脑卒中等心脑血管疾病。**肥胖使你更容易出现高血压和胆固醇水平异常，这些都是导致冠心病和脑卒中的风险因素。特别是在 40 岁以上的中年人群当中，肥胖者得高血压的概率高于体重正常者 50%。因为体重超重，脂肪储存过多，心脏表面也布满了脂肪，心脏收缩时的负担加重，致使发生心衰的可能性大幅度增加。此外，由于肥胖及血脂异常，发生缺血性脑梗死的风险也大大增加。

（3）**2 型糖尿病等代谢综合征。**肥胖会影响你身体利用胰岛素控制血糖水平的方式。这会增加产生胰岛素抵抗和糖尿病的风险，肥胖和糖尿病如影随形，有研究数据表明，肥胖者的糖尿病发病率比普通人高 4 倍。临床诊断的糖尿病患者当中，10 个里有 9 个是体重超标者。

（4）**某些癌症。**肥胖者有较高患上子宫癌、宫颈癌、子宫内膜癌、卵巢癌、乳腺癌、食管癌、结肠癌、直肠癌、肝癌、胆囊癌、胰腺癌、肾癌和前列腺癌的风险。

（5）**影响消化系统。**肥胖可能会导致患胃灼热、胆囊疾病，引起肝脏问题的发生。

（6）**妇科和性问题。**肥胖可能导致女性不孕不育和月经不调。肥胖还可能导致男性出现勃起功能障碍。

（7）**阻塞性睡眠呼吸暂停、哮喘等呼吸系统疾病。**肥胖症患者更容易出现阻塞性睡眠呼吸暂停，这是一种呼吸在睡眠期间反复停止和开始的可能很严重的疾病。肥胖人群得呼吸系统疾病的概率高达 50% ～ 70%，但平常人的得病率仅仅为 2% ～ 4%。由于某些肥胖人士在睡觉时，会出现呼吸暂停的情况，致使身体发生缺氧和一定程度的脑损伤，这部分人往往有较大的概率发生心源性猝死。

（8）**骨关节炎。**除了引发体内炎症之外，肥胖还会增加关节的承重。这些因素可能会导致骨关节炎之类的并发症。

（9）**脂肪肝和血脂异常。**这两者在中国的发病率极高，而且有 1/10 的脂肪肝会发展为脂肪性肝炎，这是形成肝硬化和肝癌的诱因。

（10）**降低整体生活质量。**无法做过去经常做的事情，比如参加有趣的活动；可能会避开公共场所。肥胖症患者甚至经常会受到歧视。

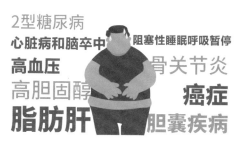

肥胖的健康风险

六、肥胖症的治疗与预防

（1）**手术治疗。**这是一种外科治疗的方式，指用切除一部分胃的方式（也可以在胃里放入能调节大小的束胃带来代替）达到减少食物摄入的目的，从而减轻体重。但因为手术本身存在风险，加上术后可能会出现严重的并发症，所以做手术要经过严格的检查，能进行手术的人并不多。

（2）**药物治疗。**有些病人会考虑服用减肥药来达到减重目的。目前在全球获准上市的减肥药物有：抑制肠道吸收、消化的药物；抑制食欲的药物；含有减重作用的降糖药剂。但减肥药物往往会产生副作用，要谨慎使用。

（3）**饮食治疗及预防。**控制饮食应贯穿减重治疗的始终，控制热量的摄入是肥胖症治疗的基本措施和预防肥胖症的关键。[3]

（4）**限制摄入的总热量。**当人体摄入的能量小于消耗的能量时，体内储存的脂肪便会被消耗，继而减少。但要注意不能过度节食，防止发生低血糖。

（5）**注意营养摄入。**在日常饮食中，注意荤素搭配，以摄入丰富的营养素，从而保证肌体功能的正常运行。

（6）**培养科学的日常饮食。**保证每日进食时间和次数的规律，控制进食速度。

（7）**运动疗法。**运动可以消耗体内储存的脂肪，长期保持运动的习惯能够提高身体的静息代谢率，进一步增加能量的消耗。忙碌的办公族通常苦于没有时间进行运动，推荐使用智能健身椅，以在办公场所同时实现办公和运动。骑自行车是控制和减轻体重的好方法，因为骑自行车可以提高你的新陈代谢率，增强肌肉，并燃烧体内脂肪。

智能健身椅配备有静音飞轮和舒适的踏板，还可以随意改变踩踏阻力实现强度调节，既能保持活动，也能锻炼身体，从而预防肥胖和改善身材，是一种新颖时尚的运动选择。肥胖症患者使用一般运动减肥器械都会伤及膝盖（因为体重太重了），而智能健身椅可以减少对膝盖的压力和伤害，安全省时地减肥。

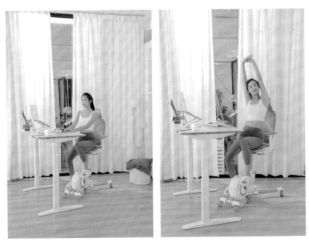

智能升降桌和智能健身椅，让你随时随地运动，保持健康体态

（8）**避免久坐。** 运动是减重最有效的方法，仅仅是以站代替坐就能产生很大的效果。实验数据表明，在一个工作日的下午，保持站立姿势比坐着多消耗170卡路里的热量。但由于久站也会带来下肢静脉曲张等健康问题，因此坐站交替被视为更加科学的减重方式。此外，还有一种叫作脂肪酶的关键酶可以燃烧体内脂肪，而脂肪酶在坐着的时候活性会降低，甚至处于一种不工作的状态，而站立时脂肪酶则始终处于工作状态。[4]

为了避免久坐带来的体重增加，推荐使用智能升降桌，在这样的桌前工作，可以随意站立着工作，让脂肪酶保持活跃开启状态，同时也可借助智能升降桌在工作间隙进行一些身体舒展动作，达到健身锻炼效果。

（9）**保证充足的睡眠。** 抬起头部与腿部约25度，氧气可以增加23%，这样可以使肥胖一族提高睡眠质量，也可以预防打鼾和呼吸暂停。可以使用智能床轻松调节头部和腿部的抬高角度，使人体保持一个有助于睡眠的姿势。过度肥胖者起床也是一个难点，智能床首先抬起上半身，以帮助肥胖者更轻松地上下床。

（10）**学会调节压力和紧张情绪，减少精神和内分泌对体重的影响。** 可以通过许多健康的方式来战胜压力，并最终找到适合你的方法。每天散步，定期练瑜伽或打太极拳、冥想，听你喜欢的音乐，与朋友聚在一起，或者做任何能让你放松并给你带来快乐的事情。

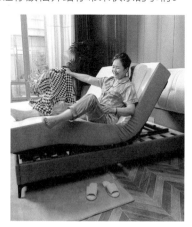

智能床

参考文献

[1]　刘月姣.《中国居民营养与慢性病状况报告（2020 年）》发布[J].农产品市场周刊, 2021(2): 58-59.

[2]　赵鹏, 王刚, 崔薇薇, 等.急性冠脉综合征患者肥胖程度与死亡关系的 Meta 分析[J].山东医药, 2018, 58(34): 54-56.

[3]　吴丽明.肥胖症的病因与危害[J].中国医药科学, 2011, 1(2): 25-25, 96.

[4]　张琳.浅谈单纯肥胖症的发生、危害及控制干预[J].中国疗养医学, 2010, 19(5): 397-398.

当我的世界只剩下一张床
——关爱长期卧床人群

躺平并不意味着舒服

你终于结束了一天疲惫的工作，回到家鞋子一脱就奔向柔软的床，身体接触到舒适的床垫的那一刻，你由衷地感觉到一种幸福。于是，有许多人发出感叹，如果能一直躺着就好了。

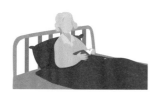
失能卧床

世界上真的有那么一群人，他们长期卧床，不用离开舒适的被窝。但他们长期卧床并不是出于对幸福的追求，而是因为他们有摆脱不了的病痛——他们就是失能卧床人群。

人类一旦步入老年，身体的各项机能开始逐渐衰退，在严重情况下就会发展成为失能或半失能，过上缠绵病榻的生活。

一、关于失能卧床人群令人震惊的数据

目前有超过 10 亿人患有残疾，其中 2% ～ 4% 的人在身体活动方面有严重困难，然而这一数字还在不断增加，除了意外伤害和疾病，这与人口老龄化有着密切的关系。

美国在 1950 年就进入了老龄化社会，并且老龄化的程度还在不断加深。在美国，所有超过 65 岁的老年人当中，有七成以上都曾使用过长时

间的照护服务，其中有 1/5 需要 5 年以上的照护服务。随着年龄的增长，人们对这种服务的需求不断提升。

除此之外，失能卧床还受性别、健康状况和家庭居住状态等因素的影响。

在中国，长期卧床的人群以失能老年人为主。根据报告可知，中国有 2.53 亿的老年人口（指超过 60 岁）。在这些老年人当中，身患一种或者多种慢性疾病的人数多达 1.8 亿；大约有 4200 万名老年人处在失能、部分失能的状况之中，占老年人口的 16.6%——这代表超过 10% 的老年人无法照顾自己的饮食起居。人口快速老龄化，失能、失智人口与日俱增，社会照护需求也随之快速增长。

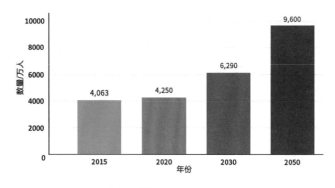

2015—2050 年中国失能/半失能老年人口数量与预测

二、为什么老年人会失能卧床？

（1）什么叫作失能？

有的人出于年龄增长、由疾病意外导致的伤残等原因无法自理，需要依赖他人的帮助才能完成吃饭、洗澡等日常活动。按照国际通用标准，在吃饭、穿衣、上下床、上厕所、室内走动、洗澡 6 项指标中，有 1 ～ 2 项"无法做到"的称为"轻度失能"，有 3 ～ 4 项"无法做到"的称为"中度失能"，有 5 ～ 6 项"无法做到"的称为"重度失能"。[1]

（2）老年人长期卧床的原因

年龄。随着年龄的增长，身体功能会发生变化。活动速度可能会放慢，需要更长时间才能完成。一些老年人可能会变得虚弱，需要长期卧床。

疾病。老年人慢性病患病率达到 90% 以上，并且因后遗症而导致失能的情况为 70% 以上。其中比较常见的慢性病为高血压、糖尿病、高血脂等，这些疾病的风险很大，如果不能得到及时、妥善的治疗，会剥夺老年人的自理能力，最终导致必须卧床。除了老年人，其他患病的人也会很容易变得虚弱。

慢性炎症。老年人虚弱的原因通常与慢性炎症或免疫系统激活有关。这是由身体主动与侵害自身的事物进行对抗造成的，例如感染、伤害和毒素，体内的细胞在试图自愈。在一个相对虚弱的人体中，这种炎症发生的概率比正常人身上高得多，并且会在体内产生持续的压力。它会降低肌肉功能并导致贫血等疾病。这种炎症还会降低心脏正常运作的能力，因此可能需要卧床调理。

少肌症。临床研究显示，肌肉流失也属于衰老综合征之一。随着年龄增加，肌肉开始流失：一旦超过 30 岁，每过 10 年，骨骼肌量就会减少 3%～8%；超过 60 岁，这个数字会变成 30%，并且在 80 岁后变为 50%。失去肌肉和力量减弱是虚弱的标志。如若睾酮、雌激素等激素水平下降，虚弱的状况会更加严重，可能需要长期卧床。

三、长期卧床的并发症

（1）**压疮。**褥疮、压力性溃疡等都是压疮的别称。压疮常常发生在被压迫的骨骼凸起处，比如臀部、脚踝骨、脚后跟等。形成原因是身体的部分受到压力作用，血液流动受到阻碍，导致皮下组织营养缺失，表面皮肤呈现出溃疡，严重时皮肤会坏死。大多数压疮都是由长期卧床而没有得到良好的护理引起的。[2] 压疮不仅会加重病情，增加病患的痛苦，拖长病期，还会引起败血症，对生命安全造成威胁。

（2）**坠积性肺炎。**坠积性肺炎也会导致患者长期卧床不起，其发生机制是，积液淤堵在中小气管之中无法排出，细菌在其中滋生，引发了肺部感染。患坠积性肺炎的病患常有呼吸困难、发热、咳嗽、咳痰、胸痛等表现。[3]

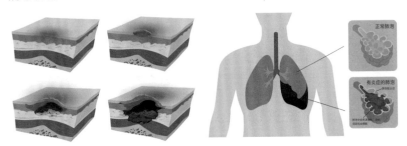

压疮的原理　　　　　　　　　　　坠积性肺炎

（3）**泌尿系感染**。泌尿系感染（即尿路感染）作为一种感染性疾病，是由细菌、支原体、衣原体、病毒等在尿道中生长、繁殖所引发的。长期卧床的人群，由于膀胱气化不利和前列腺增生，以及受到精神方面因素的影响，常有尿液滞留的情况发生，发生泌尿系感染的概率比常人高出许多。泌尿系感染是感染性疾病发病率第二高的疾病，仅次于呼吸道感染。更值得注意的是，由泌尿系感染导致休克而死亡的人数在所有感染致死人数中位列第三。[4]

（4）**深静脉血栓**。心脏跳动的原理是，肌肉挤压使静脉血液回流，动脉血流出，形成循环，因此肌肉的力量十分重要。但长期卧床的人群由于缺乏运动，肌肉逐渐萎缩，下肢静脉血液回流滞缓，这使得下肢静脉内很容易形成血栓。[5]早期症状可能是患肢肿胀、疼痛，严重者会发生患肢坏死，最坏的情况是，血栓脱落后随血液流入肺部引起肺动脉栓塞，众所周知，肺动脉栓塞是引起猝死的重要原因。

（5）**运动系统退行性病变**。长期不使用的机器会生锈、损坏，人体也是一样，如果长期没有外来力量的刺激，人体就会发生废用性退化。这种退化在骨骼方面表现为骨量流失、骨质疏松，在肌肉方面则表现为肌肉萎缩。另外一种常见病变就是足下垂，由脑卒中导致的神经功能障碍者特别容易罹患该疾病，其表现是足处跖屈，完全不能自主活动。

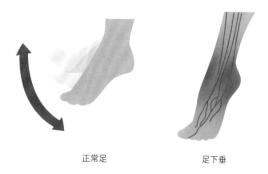

正常足　　　　　足下垂

正常足与足下垂

（6）**心血管疾病**。长时间卧床休息会使发生心绞痛的风险增加。这是因为卧床休息一段时间后，尿量会在体内储存，体内的血容量会因此减少，血液黏滞度反而增加，所以提升了心绞痛、血栓性脉管炎、静脉血栓发生的概率。

（7）**便秘/消化不良**。运动对于保持消化道和结肠的顺利运行至关重要。卧床不起的患者由于得不到足够的运动，结果就是消化不良甚至便秘。

（8）**睡眠问题**。患者因为卧床不起，睡眠可能不规律，或者因长时间躺在不舒服的位置而感到疼痛，导致无法安然入睡。

（9）**抑郁症**。卧床不起的患者可能有过重的心理负担，或者因为他们失去了自主权，或者因为他们的社交活动受到限制，因而易患抑郁症。

四、如何预防和护理长期卧床者的并发症？

选择一张合适的床非常重要，推荐使用智能床。智能床能够对卧床患者的生活质量产生惊人的影响，并且对上述的一系列并发症都能够起到缓解和预防作用。

（1）**缓解压疮**。可以通过智能床的可调节功能来调节和控制各受压部位。通过调整按钮，还可以设置零重力位置，让你在躺下时以直角抬起双腿和头部，从而减少背压并调节血液循环，缓解受压部位的压力。

（2）**缓解坠积性肺炎**。智能床可以抬高背部，有助于增加睡眠期间的氧气吸入量，缓解哮喘等呼吸系统疾病的症状；同时，可以经常在平卧姿势和半卧姿势之间进行切换，有利于呼吸道分泌物的引流。

（3）**预防静脉血栓**。利用脚部抬高的功能，在仰卧时使脚部抬升的角度保持在 20 度左右，这样可以促进静脉血液回流心脏，改善血液循环，缓解水肿。

（4）**缓解心理压力**。智能床能够提高卧床的舒适性，患者有更多的躺卧姿势可以选择，也能够坐起来——智能床能够为患者坐在床上时提供额外的支撑。智能床同时还有辅助和支撑卧床人士起身的功能，帮助他们进行多项活动，比如看电视、吃饭等，从而缓解患者的心理压力。

（5）**注意饮食和清洁**。通过健康、均衡的饮食，摄入足够的卡路里、蛋白质和维生素，达到最佳健康状态，增强自身的抵抗力和修复能力。及时更换床单、被褥和衣服，保持卧床环境的整洁舒适。注意通风，保持室内空气清新，保持合适的室温。

（6）**注意按摩**。可以经常按摩背部、腰部和腿部，保证血液畅通，缓解身体由久卧造成的不适。针对静脉血栓，可以用穿戴弹力袜的方式预防。

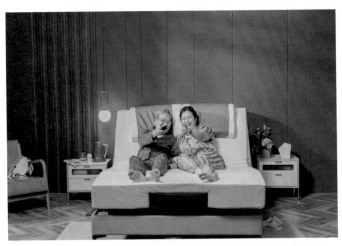

智能床

参考文献

[1]　凌雪.医养结合养老院对失智失能老人照看护理模式的探索与分析[J].中国保健营养,2021,31(32):183.

[2]　关胜男.复合营养护理对老年骨折伴压疮患者治疗的效果[J].中国城乡企业卫生,2021,36(7):118-119.

[3]　刘宁.长期卧床患者预防坠积性肺炎的护理及效果[J].健康之友,2020(9):182.

[4]　倪红,杨莉莉.泌尿系统感染继发血流感染患者病原学及耐药性分析[J].实用医院临床杂志,2019,16(1):58-61.

[5]　朱彩玉.微型种植支抗技术和口外弓加强支抗正畸法在口腔正畸中的效果对比分析[J].健康大视野,2020(11):253.

关注少年儿童常见病（1）
——儿童近视与脊柱侧凸

健康长大并不容易

　　每个家长都期盼自己的孩子健康快乐地成长。但有一天，你发现孩子看东西越来越不清晰，或者，你发现他的体型越来越奇怪。繁重的课业和有趣的电子产品让孩子们的眼睛得不到足够的休息；沉重的书包和不良的姿势让他们的脊柱负担过重，活泼健康的孩子变成了鼻架眼镜、弯腰驼背的"老人"。这就是在儿童中常见的两大疾病：近视和脊柱侧凸。

儿童近视

一、近视、脊柱侧凸令人震惊的数据

　　危害青少年儿童健康的三大"杀手"，第一是肥胖症，第二是近视，第三是脊柱侧凸。

　　近视患者在5—7岁儿童中的比例为14.8%，在17—19岁少年中的比例为59.0%。

　　在世界范围内，有1%的人口正在遭受脊柱侧凸的困扰，其中有7900万名儿童。《儿童青少年脊柱侧弯防控指南》中提到一组关于中国儿童青少年脊柱侧凸的数据：

　　脊柱侧凸患者超过300万人；

脊柱侧凸发生率为 1.5% ～ 3%；

其中 80% 在 10 岁至 15 岁发病；

每年递增超过 15 万名青少年脊柱侧凸病患。

这些数据足够惊人，但也不要害怕。只要孩子得到妥善保护，就能预防脊柱侧凸，缓解这些本不该由他们承受的痛苦。

二、近视的发生机制、形成原因、症状和后果

（1）近视的发生机制

我们可以把眼睛看成一台照相机，里面有角膜、晶状体、玻璃体这些"零部件"，而视网膜可以被看作底片。当我们看东西时，平行的光线照进眼睛，经过晶状体等"零部件"的折射之后，画面刚好落在视网膜上，这样照片就"拍"好了，我们就可以清晰地看到外界物体了。如果过度用眼，晶状体前后径和眼轴就会增长，眼球"拍摄"的照片无法恰好落在视网膜上，我们就无法看清远处的物体，这就造成了近视眼。

类似于照相机，如果没有对准焦，画面就会变得模糊；如果孩子近视了，他们的眼球就像是一台无法正常对焦的照相机，他们看到的世界就是一张没对焦的照片。

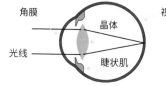
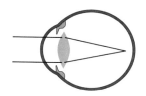

正常：光线汇聚于视网膜上　　　　　近视：光线汇聚于视网膜前方

正常视力的眼球和近视的眼球对比

（2）近视的原因

不良坐姿和不正确用眼。人眼在观看远处物体时一般保持自然状态，但在看近处物体时需要调节，眼内的凸度会增加，这样才能看清楚。[1] 因

此，长时间伏案工作的人群特别容易近视。他们的晶状体调节过度，长期处于疲劳状态。而且当我们看近距离的物体时，眼球会向鼻根靠拢，长此以往，由于眼外侧肌肉的压迫作用，眼轴线会慢慢拉长，演变成近视眼。

当我们的孩子长期近距离阅读时，他们的晶状体就像一根拉直紧绷的弹簧，久而久之，就会失去弹性，再也无法正常伸缩，我们的孩子看远处的物体就会看不清楚。

请你想象这样的场景，孩子在桌子前写作业，随着年龄的增长身高不断增高，但桌子的高度却固定不变。渐渐地，孩子身高与桌面高度变得不匹配，他开始弯腰驼背，眼睛离书本越来越近，眼睛的疲劳感也越来越重，久而久之就近视了。

营养及饮食习惯。 营养不良者更容易近视。在婴幼儿时期，营养摄入不充分，会过早出现正视化，这使其患近视的概率更高。[2]

研究表明，素食者比饮食均衡者更有可能患近视眼。《光明"围脖"：中医眼科名家博客问答实录》一书中提到，近视眼的形成与以下饮食习惯有关：一是硬质食物吃得过少，因为咀嚼有助于保护眼睛，所以多吃耐嚼的食物有利于预防近视；二是粗粮吃得过少，因为粗粮中含有大量的铬，铬的缺乏会使晶状体变凸、屈光度增加，从而诱发近视；三是甜食吃得过多，这会导致体内钙质流失，减弱眼球壁的弹性，造成近视眼。[3]

遗传因素。 上一代的近视，特别是高度近视，会遗传给孩子。

眼部疾病。 如视觉剥夺、角膜异常等疾病，也会造成近视。

（3）近视的症状和后果

近视的最直接的表现就是看远处的物体模糊，无法看清，这会导致我们的孩子在日常学习生活中不得不面对很多困扰。

近视度数增加和患某些眼部疾病的风险密切相关。夜间视力差、飞蚊症、眼前有漂浮物并伴有闪光点等症状常常伴随着中高度近视者，严重时还会引发多种眼底病变，如视网膜脱离、撕裂、裂孔，黄斑出血、新生血管性青光眼等，甚至失明。《柳叶刀》的一项研究表明，当一个人的近视超过 400 度时，患上述疾病的风险就会增加 10 倍左右，因此，一定要注意防止近视度数的加深。[4]

此外，视力不良的儿童，无法通过敏锐视觉察觉外界的信息，在一定程度上会影响其智力的发展。有 1/5 的司机由于不能完全看清道路状况，这给道路安全埋下了极大的隐患。

三、脊柱侧凸的发生机制、形成原因、症状和后果

（1）脊柱侧凸的机制

脊柱侧凸十分常见，属于脊柱畸形的一种。正常人直立时，脊柱不管从正面还是背面看都是左右对称的，并且从上到下呈一条直线。从侧面看，脊柱呈自然曲线排列，在上背部和腰部都有一定角度的凸起。当脊柱呈现不正常的侧凸弧时被称为脊柱侧凸，脊柱在上背部的凸起超过正常角度为脊柱后凸。

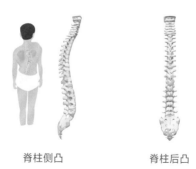

脊柱侧凸　　　　　　　脊柱后凸

（2）脊柱侧凸如何自我筛查？

居家时，让孩子裸露背部躯干，双脚并拢，双臂自然下垂，检查以下各项：

颈部是否偏斜；

双肩是否等高；

双侧肩胛骨在脊柱两侧是否对称，双侧肩胛下角是否等高；

双侧躯干轮廓是否对称；

背部棘突连线是否偏离正中线；

髂骨是否往一侧突出；

双侧乳房是否对称；

双侧肋弓是否对称；

皮肤外观或质地是否异常（酒窝、颜色异常）；

……

如发现有外观异常体征 ≥ 2 个，则提示脊柱有弯曲异常的可能，需要及时就医做进一步排查。

除了以上方式，直接用手掌抚摸背上两侧的肩胛骨，觉察是否有一侧向上凸起的情况。如果出现上面所说的情况，一定要及时就医，早确诊、早治疗。

（3）脊柱侧凸发生的原因

特发性脊柱侧凸。"特发性"指无特定原因。专家多认为与遗传、激素、内分泌、生长发育异常及神经平衡系统功能障碍等因素有关。

不良姿势。由于小孩骨质发育较快，如果持续性、长时间采用不正确的坐姿伏案学习，或者采用不正确的背书包姿势、含胸驼背的走姿等，会导致肌力不平衡及脊柱受力的不平衡。

钙和维生素D缺失。这两种营养素的缺失会导致脊柱侧凸。

先天性疾病。先天性脊柱发育不良、强直性脊柱炎等也会引起脊柱侧凸。

（4）脊柱侧凸的症状和后果

脊柱侧凸早期在外观上的表现有：双肩不平，一高一低；脊柱不呈直线，两侧肩胛骨不平；一侧胸部有出现皱褶的可能，前弯时双侧背部不对称。脊柱侧凸除了影响美观度之外，还会带来很多严重危害。

影响心肺健康。脊柱严重侧凸会使胸廓旋转畸形，胸廓容积下降，从而影响心肺发育，长此以往，患者会出现活动耐力下降、心慌气促等症状。

腰椎间盘突出。脊柱侧凸会导致整个脊柱的受力情况发生改变。腰椎间盘受力不均会增大患上腰椎间盘突出症的风险，还会导致骨质增生。

压迫脊髓神经。脊柱严重畸形极易使脊髓神经受到压迫，使患者出现神经症状，如下肢麻木、无力、大小便障碍甚至瘫痪。

影响寿命。脊柱严重侧凸会影响人的健康水平，一般这类患者生活质量明显下降，健康水平大大降低，长此以往，还有发生终生瘫痪的风险，平均寿命亦短于正常人。

影响心理健康。青春期的孩子心思敏感细腻，容易因为体态不美观患上自闭、恐惧等精神类疾病。

脊柱侧凸带来的危害不仅影响青少年的身体外观和生理健康，也会影响青少年的心理健康、社交状态和学习情况。严重的脊柱侧凸还会使人面临就业和婚姻上的极大困扰，影响人的一生。

四、近视、脊柱侧凸的缓解与预防

（1）纠正不良姿势

不管是近视还是脊柱侧凸，脊柱长时间用不良姿势伏案学习或娱乐都是导致其发生的主要原因。当我们的孩子长期用不良姿势伏案学习或面对电子产品时，一方面眼睛会离书本或电子产品过近，对眼睛造成压力，继而形成近视；另一方面也会使脊柱处于不正常受力状态，形成畸形，如脊柱侧凸。

国家卫健委出版的《儿童青少年脊柱弯曲异常防控技术指南》中注明，写作业时，眼睛距离书本应有 1 尺（约 30 厘米），身体距离书桌应有一拳（约 6 厘米），握笔手指距离笔尖应有一寸（约 3 厘米）。忌躺着看书和电子产品。改变久坐行为，纠正不良站姿和坐姿。[5]

由于孩子在快速发育，以及每个孩子身高不同，坐着的高度经常会和桌面的高度不匹配，因此孩子的正确姿势会在不知不觉中变成错误姿势。

当桌子过高时，人会自觉地耸起肩膀，让手臂适应桌子的高度。长时间下，颈肩部肌群会非常疲劳。这种疲劳如果继续下去，还会影响到头骨底部的枕下肌和头夹肌，引起头痛。并且，这种头痛会从后脑勺胀痛持续加重，最终影响到前额。

而当桌子过低时，为了看清书本，人会被迫低头。前倾时，头骨底部的枕下肌被大力地拉拽，长时间保持这样的姿势，会引发颈部后侧酸痛和头痛的症状。

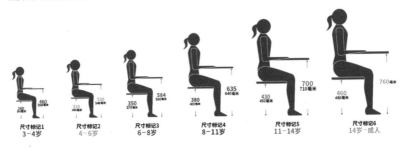

不同年龄段对应桌面高度

根据国家卫健委出版的《儿童青少年脊柱弯曲异常防控技术指南》，为了预防青少年近视和脊柱侧凸等问题发生，学校需要"定期检查课桌椅高度，建议有条件的地区，使用高度可调式课桌椅，定期对课桌椅高度进行调整；时常调换教室的座位位置"。这说明了，可调节的课桌椅对于儿童青少年的重要性。

此类问题，推荐使用可升降的学习桌来解决。儿童智能升降学习桌可以自由升降，将其调节至最适合孩子的高度，来适应孩子不同阶段的身高，配合可调节倾斜桌板来帮助孩子形成最正确的读书/写字/娱乐姿势，让孩子远离近视、脊柱侧凸。

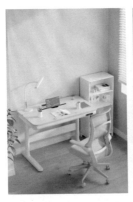 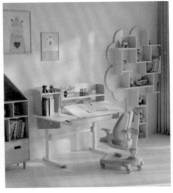

儿童智能升降学习桌可随时调整角度，帮助孩子养成良好坐站姿势习惯

（2）就医

如果近视、脊柱侧凸症状明显，请及时就医检查。

（3）培养良好的日常习惯

如果是近视，需要在日常生活中，保持眼部卫生，不随意揉眼；建议每看书或学习1小时就休息10分钟，以眺望远方的方式缓解眼部疲劳；不要躺着看书或者看电子产品；在光线充足的环境下看书或使用电子产品。

如果出现了脊柱侧凸，则要避免过多弯腰和扭腰，避免负重太大，书包的重量要适当减轻，此外睡觉时尽量睡硬板床。

（4）合理饮食

维生素及Ω-3脂肪酸的摄入对眼睛保护有利，因此应该多吃富含这些营养素的蔬菜、水果和鱼类。针对出现脊柱问题的青少年，则建议多吃肉类，多补充钙和蛋白质。

（5）科学锻炼

为预防和缓解近视，应保证青少年每天有2小时及以上的时间到户外活动。一天之中定时做眼保健操。为预防和缓解脊柱问题，要增加背部运动，提高背部肌肉力量，去辅助对脊柱的拉伸矫正。比如，贴墙站和扩胸运动。

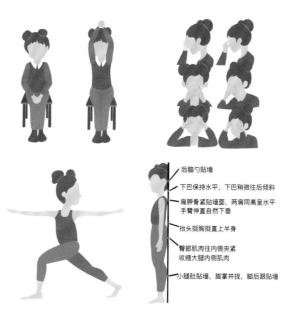

后脑勺贴墙
下巴保持水平，下巴稍微往后倾斜
肩胛骨紧贴墙面，两肩同高呈水平
手臂伸直自然下垂
抬头挺胸挺直上半身
臀部肌肉往内侧夹紧
收缩大腿内侧肌肉
小腿肚贴墙，脚掌并拢，脚后跟贴墙

科学锻炼

参考文献

[1] 孙清廉.儿童近视发病率高加强预防最重要[J].家庭医学（下），2019(6): 36-37.

[2] 陈鹏志.辽宁省灯塔市农村地区 50 岁以上人群致盲眼病流行病学调查[D]. 大连:中国医科大学,2007.

[3] 林孝诚,陈晓静.怎样预防近视眼[J].东方食疗与保健,2015(5): 222, 220.

[4] 吕建中.面对眼健康危机,共生、共享、共荣的视光生态圈雏形已现[J].中国眼镜科技杂志,2021(4): 24-27.

[5] 儿童青少年脊柱弯曲异常防控技术指南编写组,马军.《儿童青少年脊柱弯曲异常防控技术指南》解读[J].中国学校卫生,2022, 43(2): 165-170, 175.

关注少年儿童常见病（2）
——儿童多动症与抑郁症

该怎么让你远离精神疾病，我的孩子

孩子总是最纯真无邪、无忧无虑的。他们好像有用不完的力气，拥有最简单的快乐。但是有一天，你发现孩子有点过分好动了，静不下来，写作业也坐不住。一言不合就发脾气，非常暴躁。或者，你发现他开始情绪低落，拒绝和别的孩子交流。

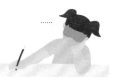

抑郁症

或许，孩子正在遭遇或者即将遭遇这些变化，他们可能偏离了健康快乐成长的轨道，对此我们不应该视而不见或是手足无措，他们需要我们的帮助。当前，儿童多动症、抑郁症并不少见，我们需要尽早发现、尽早干预。

一、儿童抑郁症、多动症令人震惊的数据

据世界卫生组织估计，在全球范围内，有 1.1% 的 10—14 岁青少年和 2.8% 的 15—19 岁青少年患有抑郁症。2016 年全美儿童健康调查显示，美国约有 610 万名儿童被诊断出患有多动症，其中包括约 38.8 万名 2—5 岁儿童、240 万名 6—11 岁儿童和 330 万名 12—17 岁儿童。

国家卫健委发布的数据显示，中国约有 3000 万名青少年和儿童受到各种情绪障碍和行为问题的困扰，各种儿童精神类疾病的发病率为 15%～20%，并且儿童心理问题门诊就诊人数每年以 10% 的速度递增。[1]

我们的孩子可能正在或即将遭受这些心理疾病的困扰，他们需要我们的帮助。

二、多动症的发生机制、形成原因、症状和后果

（1）多动症的发生机制

多动症是精神类疾病，要了解它，我们先来了解下大脑结构。

额叶区的前额叶皮质和纹状体是与多动症产生与否相关的两个区域。前者控制行为、情绪、记忆和注意力。[2] 后者则负责控制肌肉，帮助人体完成各项运动。

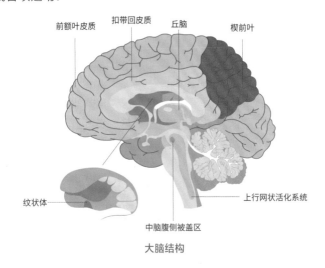

大脑结构

这两个区域的激活靠的是多巴胺，多巴胺为它们提供能量和动力。此时多巴胺就像供电站，而前额叶皮质和纹状体则是电器，供的电越足，活动就越强烈，而且它们共用一个供电箱，一个强另一个就弱。一方面，由于受到遗传等因素影响，多动症患者前额叶皮质多巴胺的活动强度降

低，所以一般很难集中注意力和调节情绪；另一方面，由于前额叶皮质多巴胺的活动强度降低，纹状体多巴胺的活动强度被迫升高。

（2）多动症形成的原因

基因和遗传。 多动症具有家族遗传性，遗传概率为1/4。有时多动症在父母身上被诊断出来的同时，也在孩子身上被诊断出来。

严重的头部损伤可能导致多动症。

早产会增加患多动症的风险。

（3）多动症的症状和后果

严重的注意力缺陷。 患儿在日常生活中往往不能主动过滤无关刺激，总是对各种各样的活动都给予反应。因此，他们在听课、做作业时，注意力难以集中。从表面上看，发愣走神或是常常放下手头未完成的事情去做另一件事情是常规表现。

活动过度。 在四岁之后，患儿的表现更为明显，如不能长久在椅子上安坐，无法安静地完成一件事，甚至玩耍时也无法安静，有时还会做出翻箱倒柜、登高爬高等危险行为。等到上学受课堂纪律约束后，患儿在正常儿童中会格外突出。他们上课时小动作多，玩弄触手可及的文具，在凳子上不住扭动等；下课时奔跑喧闹，好招惹同学。进入青春期后，外部表现渐渐隐藏，症状主要是：患儿自身可能会感到坐立不安。

情绪冲动。 多动症患儿做事不考虑后果，常会在莽撞中给自己或他人造成危险。此外，患儿情绪起伏大，情绪控制能力不佳，一点小事可能就会引起他们的巨大反应，如大发脾气、哭闹等，症状严重时他们还会出现攻击性行为。

情绪行为障碍。 部分患儿因表现不良经常受到长辈批评及同伴排斥，继而出现焦虑和抑郁的症状，至少会比正常儿童出现更多的情绪问题，也更容易出现吸毒、暴力等行为问题。现有研究表明，如果不对患有多动症的青少年、儿童给予积极的治疗，其将很容易走上犯罪道路。

三、抑郁症的发生机制、形成原因、症状和后果

（1）抑郁症的发生机制

抑郁症也是一种精神类疾病，针对它形成的原因，目前科学家没有形成一致的结论，主流的说法是，抑郁症是由体内单胺类神经递质活动低下导致的。这些单胺类神经递质如多巴胺、去甲肾上腺素和5-羟色胺[3]就像供电站，大脑中的对应区域则相当于电器，需要它们供电。当电量不足时，大脑中的对应区域就无法正常工作。比如由于5-羟色胺不足，大脑中负责调节情绪的部分就无法工作，就会降低调节情绪的能力，使人对悲观消极的情绪紧抓不放，引起抑郁和焦虑。抑郁和焦虑交替滚动出现的状态，被称为骚动状态。当同时患有抑郁和焦虑，则被称为焦虑性抑郁，患有这种抑郁症的人很容易着急。又如，当多巴胺不足时，负责调节认知的前额叶皮质、调节快感的伏隔核、调节行动力的纹状体都会罢工，造成情绪低落、思维迟缓、意志减退、行动力差，这些都是阻滞型抑郁的重要特征。

（2）儿童抑郁症形成的原因

造成儿童及青少年患抑郁症的主要因素有：生物因素、遗传因素、家庭环境、不良情绪。

生物因素，如大脑神经递质活动水平降低，抑制了感受快乐的能力，具体如上文所述。

遗传因素。如果儿童的家族成员中有人罹患抑郁症，那么该儿童的抑郁症发病率将提高4～5倍。

家庭环境。如父母离异、受到虐待（从小承受家庭暴力）或被忽视（留守儿童）、经历创伤性事件（包括躯体创伤和心理创伤）、友情和亲情的破裂或丧失（比如搬离原来的居住地、失恋）。

不良情绪。压力过大，包括学业压力（考试/升学）、同辈竞争压力、难以完成被期待的任务（老师或家长的预期成绩）所产生的压力。如果儿童对所处环境不满，但同时又无力改变，就可能患上抑郁症。

（3）儿童抑郁症的症状和后果

对儿童、青少年进行抑郁症诊断，可以从以下几个方面进行判断，抑郁症患者通常伴有以下症状。

难以控制情绪，暴躁易怒。抑郁症患儿常有冲突、反抗行为，离家出走、哭闹等现象时有发生。

少数患儿无法准确表达愤怒、沮丧、自卑等消极情绪。

不同年龄段的抑郁症患者呈现出不同的特点。研究表明，幼儿期的抑郁症患儿表现为对游戏兴致欠缺，且在游戏时，常有自责、自残和自杀表现；低段学龄患儿则会出现一些生理症状，如腹痛、腹泻等，还会出现情绪失控的现象，如大声喊叫、莫名地痛哭流涕和大发脾气[4]；9—12 岁的患儿主要体现在情绪上，长时间空虚无聊、失去信心、自我厌恶、绝望，在行为上则会出现离家出走的现象；12—18 岁青少年处于青春期，受到叛逆心理的影响，会更多出现冲突、对抗的情绪，十分易怒，在行为上冲动不考虑后果，成绩下降、厌学逃学等。

如果治疗不及时，抑郁症状会持续发展，从而极大地影响生活和学习，有的患者甚至滥用药物和自杀。抑郁症已经成为 10—24 岁年轻人死亡的主要原因之一。

四、儿童多动症、抑郁症的缓解与预防

（1）**合理的运动。**无论是多动症还是抑郁症，运动在缓解和治疗方面都能起到不可或缺的作用。运动可增强体内 5- 羟色胺、去甲肾上腺素和多巴胺的水平——这三者是传递思维和情感的重要神经递质。这些神经递质的活动水平低下是多动症和抑郁症形成的原因。大部分抗抑郁药物和抗多动症药物的机制就是提升这些神经递质的水平。

在运动时，身体会释放出大量活跃神经系统的物质。经常运动可以对大脑起到保健作用，运动能够从根本上增强大脑的功能。

同时，近年来，心脏病学专家发现了一种名为心钠素（以下简称为ANP）的激素，它不仅可以促进心肌产生，还可以直接缓解身体的应激反

应。[5]特别有趣的是，当人在运动时，ANP会随心率的提升而增加，以另一种方式为体育运动缓解身体压力和情绪压力给出证明。

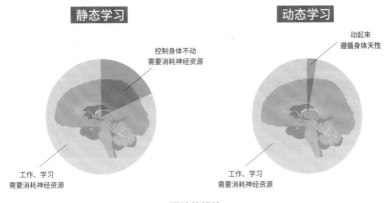

运动的好处

（2）**专注度训练。**家长需要让多动症患者进行专注度训练，训练儿童的自我控制能力，为孩子制定时间表。例如，让孩子在规定的时间玩游戏，在时间到后立即叫停。如果孩子顺利停下，就立即鼓励和夸奖他。如果孩子做不到，家长就必须耐心地与孩子沟通，并逐渐发现孩子的努力和进步。

经常变换方式，让儿童得到不同的刺激。家长可以把做作业或玩玩具的时间分成几小段，允许孩子做一会儿作业之后站起来，去拿饮料、跑跑或是开窗，然后再继续做10分钟作业或玩玩具。

专注度训练的目的是给孩子一定的压力，而压力可以打开去甲肾上腺素和多巴胺的闸门，这样孩子才会坐下来认真做事。当这种反馈逐渐形成之后，孩子就能如正常孩子一样，在一件事情上保持足够的专注力。

美国东田纳西州立大学的研究表明，可升降的儿童智能升降学习桌对儿童及青少年多动症患者的学习专注度有提升作用。[6]

儿童智能升降学习桌可以作为辅助多动症儿童进行专注度训练的工具，让孩子在学习的时候坐站交替。保持站立姿势能让大脑感受到压力，因为为了保持站立姿态，大脑需要维持平衡身体、控制肌肉压缩、调节下肢以支撑上肢去保持工作状态，这比坐姿更能消耗能量，同时也给大脑更多的压力，而压力的产生能刺激去甲肾上腺素和多巴胺的生成，使大脑中负责专注和情绪调节的区域正常工作，使孩子更加专注，情绪也更饱满积极，从而达到治疗和缓解多动症的效果。

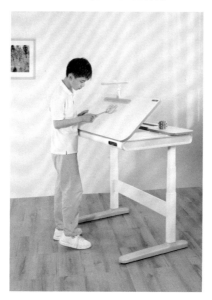

儿童智能升降学习桌

（3）感统训练。感统训练有助于协调动作，稳定情绪，集中注意力。实验结果显示，经过一段时间的集中训练，孩子的语言表达水平、辨识水平、操作能力和反应能力都有明显提高。

视觉感训练。多跟孩子进行球类运动，特别是羽毛球和乒乓球，或是玩吹泡泡、放风筝等游戏，这可以锻炼孩子的眼部肌肉，使视觉和前庭觉都得到练习。

听觉感训练。家长可以多陪孩子玩一玩听声音辨别方位、听声音找乐器等游戏。

触觉感训练。触摸东西是触觉训练最有效的方法，在保证安全的情况下，让孩子们尽情地去玩水、玩土。

前庭平衡训练。借助圆筒、平衡脚踏车、滑滑梯、平衡台等玩具器械，让孩子在快乐的游戏当中调整前庭觉和平衡神经体系的自动反应机能，使语言神经组织和前庭平衡觉发展健全。

本体感训练。为了防止孩子本体感失调，就要加强关节活动，提高关节支配能力。适合的运动有爬楼梯、走平衡木、蹦床等。

（4）陪伴与交流。作为多动症和抑郁症患儿的家长，应该多陪伴孩子，与孩子沟通交流，注意家庭关系对孩子心理的影响，尽量避免家庭冲突。

（5）药物治疗。多动症和抑郁症患者应该积极寻求医学帮助，避免病情加重。

参考文献

[1] 耿黎明.心理健康,是人生澎湃的福流[J].健康中国观察,2019(11):16-19.

[2] 孙继超,尤月,周荣易,等.安神定志灵对多动症模型鼠前额叶、纹状体各G蛋白亚基表达的影响[J].辽宁中医杂志,2017,44(3):629-632.

[3] 陈淑颖,丁训诚.17β-雌二醇对雄性日本青鳉鱼性行为抑制作用的研究[J].环境与职业医学,2004,21(1):41-42.

[4] 佚名.学龄前儿童也会得抑郁症吗?[J].求知导刊,2014(2):94-99.

[5] 张舒.中学生课外学业负担的成因及对学生心理健康的影响[J].渤海大学学报（哲学社会科学版）,2018(5):128-133.

[6] Berwid O G, Halperin J M. Emerging support for a role of exercise in attention-deficit/hyperactivity disorder intervention planning[J]. Current Psychiatry Reports, 2012(5): 543-51.

痛并快乐着
——如何健康度过孕期？

孕期不注重护理，幸福期变危险期

小丽怀孕了，她和家人都非常高兴。很快她就开始有了孕吐、腰疼的症状，到医院检查之后，医生告诉她，这些都是孕期的常见问题。小丽这才明白过来，孕期生活根本不是自己想象中的那样。

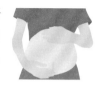

怀孕

除了孕早期的孕吐、腰背痛、牙龈出血、皮肤瘙痒，孕晚期更有各种睡眠障碍、尿频、便秘、阴道分泌物增多等问题，甩都甩不掉。腰背疼痛、水肿、睡眠问题严重地影响了孕妇的生活日常，许多准妈妈都在承受这些折磨。

一、关于孕期问题（疼痛、水肿）令人震惊的数据

有研究表明，约50%的孕妇患有下腰痛，其中1/3遭受剧烈疼痛，这严重影响了她们的生活质量。[1]

根据Cleveland Clinic（克利夫兰诊所）的研究可知，大约有30%的孕妇会出现与耻骨联合功能障碍有关的症状。虽然大多数妇女会在婴儿出生后几天之内就恢复，但是大约有7%的妇女会继续受到该病症的折磨。她们由于长期遭受痛苦，可能会难以照料新生儿，并有患抑郁症的风险。

水肿影响着大约 75% 的孕妇。它在怀孕的第 22 周到第 27 周开始，并且可能会一直持续到分娩。

二、孕期耻骨联合功能障碍形成的机制

（1）耻骨联合功能障碍是什么？

耻骨参与组成髋骨，两侧的耻骨中间被纤维软骨板及其周围的韧带连接在一起，这部分被称为耻骨联合（绿色的区域）。其中有一个矢状位的纵行裂隙，称耻骨联合间隙，女性裂隙比男性厚，也更大。

耻骨联合间隙的正常距离是 4 ～ 6mm。孕期耻骨联合间隙可以增宽至 6 ～ 9mm。一般认为，耻骨联合间隙超过 10mm，就会出现症状。如果出现症状，则被称为耻骨联合功能障碍，会造成骨盆区域不适。

（2）耻骨联合疼痛的原因

妊娠后期耻骨联合关节变得松弛，女性妊娠过程中子宫增大，胎儿重量增加，雌激素、孕激素、松弛素的变化等原因导致耻骨联合部位的韧带松弛。

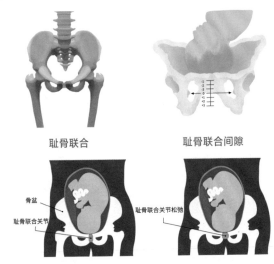

耻骨联合　　　　　　　　耻骨联合间隙

骨盆
耻骨联合关节　　　　　　　　　　耻骨联合关节松弛

健康骨盆和患有耻骨联合功能障碍的骨盆

（3）耻骨联合功能障碍的症状与后果

孕妇在妊娠后期感受到的耻骨联合疼痛是由耻骨联合功能障碍引起的。常见症状如下：耻骨疼痛；耻骨周围肿胀；走路摇晃明显；无法进行单腿站立或者单腿负重时感觉疼痛；直立位或者仰卧位发现腿不在一个水平面上；行走或者移动时大腿会发出响声；严重时进行一些正常的简单活动，如起床、进入浴缸、穿上裤子、长时间坐着等，都会感到疼痛……反复出现上述症状，可能提示耻骨联合功能障碍出现。

绝大多数孕期耻骨联合处出现疼痛是在妊娠期 8 个月左右，有些孕妇的疼痛会一直持续到产后。情况严重的孕妇会因为耻骨联合疼痛早上甚至无法起身。

如果孕妇在肚子变大之前就感到耻骨联合疼痛或者有已经确诊的耻骨联合功能障碍，那么随着妊娠时间的延长，这种疼痛的症状会日益严重，也许在产后会出现坐骨神经疼痛或者尿失禁。

如果孕妇是在孕后期出现耻骨联合疼痛，经医生诊断耻骨联合功能障碍已经影响了正常的阴道分娩，这时候就应该进行剖宫产。如果此时还继续坚持自然分娩，就很有可能导致耻骨联合部位的永久性损伤，难以恢复。

三、孕期水肿形成的机制

（1）什么是孕期水肿？

怀孕时，女性身体中的水分会增加，在重力作用的共同影响下，身体会出现浮肿。这一症状发生的时间不一，一般在妊娠中晚期。

（2）孕期水肿的原因

从怀孕第 6 周开始，孕妇体内的血容量开始增加，第 36 周则达到最高峰。这个水平将会持续到产后的 2 周左右。伴随着血容量的增加，组织间液也会增加。

由于血液中增加的成分并不均衡，更多的是血浆，血球等则较少，所以血浆白蛋白的相对浓度就低于平时。孕期血浆渗透压要比非孕期低。

血浆渗透压低，血流中的水分渗透到组织间液中就更容易。

同时，怀孕期间子宫增大，骨盆内压力增大，下肢静脉血流受到影响，从而造成下肢浮肿。

不过对孕期遭遇水肿，准妈妈也不需要太担忧，多数孕妇所患的是生理性水肿，睡眠后会得到缓解，一般产后就会恢复，时间在产后一周左右。

孕妈们常发水肿的部位是双脚和脚踝，且两脚并发。如果发现小腿大面积水肿，并伴随着不适症状，要立刻到医院检查，排除患先兆子痫及各类并发症的可能性。如果出现单条腿水肿的状况，也请及时就医，因为这是静脉血栓的临床表现。

孕妇水肿还会出现在脸部、上肢及下背部。如果生产之后的几天内，妈妈出现更加严重的浮肿，请不要过分紧张。因为孕期结束后，身体要将大量组织、细胞排出体外，肾脏的工作量较大，排水的任务排在较后也是正常现象。

四、孕期腰背痛形成的机制

孕期腰背痛可能是激素（荷尔蒙）、血液循环等因素综合作用的结果，也可是机械性腰背痛（如肌肉损伤、腰椎间盘突出症）。

激素（荷尔蒙）原因。在怀孕的前三个月第一次经历疼痛时，机械性原因还没有在疼痛的发作中发挥重要作用。这表明是怀孕期间荷尔蒙的变化导致背部发炎和疼痛。激素松弛素在怀孕期间会增加 10 倍的浓度，软化胶原蛋白并导致韧带松弛和不适。骶髂韧带及围绕骨盆带的其他韧带会变得松弛，这会导致稳定性下降，并给骨盆带和腰部区域带来潜在的压力。

血液循环原因。扩张的子宫会压迫腔静脉，尤其是在晚上患者平躺时，此时的疼痛可能严重到足以唤醒患者。这与怀孕期间液体潴留导致液体量增加相结合，导致骨盆和腰椎静脉充血和缺氧。

机械性原因。最主要的原因是怀孕后腰椎前方的负担变大。站立时，孕妇腰背肌必须更用力收缩才能保持平衡，腰背肌无法得到休息，由疲劳引起腰痛。

五、孕期问题的预防与缓解

（1）养成坐站交替的好习惯

孕妇在怀孕期间长时间坐在办公桌前时，会感到酸痛并且僵硬，一旦从座位上站起来就很难四处走动。根据futurity.org的说法，坐姿不正也会导致抑郁。同时，C. Fazzi等人2017年的一项研究表明，在怀孕期间久坐不动的生活方式对婴儿和妈妈都不利。随着2型糖尿病患病风险的增加，准妈妈们应该尽最大努力避免一坐就是几小时的习惯。

如果你经常坐着，那么至少每小时走动5分钟。准妈妈在站立时，可以用护腰带，能起到缓解疼痛的效果。

在坐和站立之间找到平衡，是确保你有一个健康孕期和健康宝宝的关键。智能升降桌可以确保你在怀孕期间保持活跃。你将能够轻松地在站立和坐着之间进行选择，而不会给你的同事带来任何麻烦或使其过度分心。当你在坐姿和站姿之间实现健康平衡时，你会发现，你有更多的精力、更少的关节疼痛，而且你的宝宝在子宫里的攻击性也会降低。

同时，要保证调整到合适的站姿和坐姿，来预防腰背痛的发生。

（2）及时舒展身体

2017年的一项研究表明，锻炼和进行伸展运动可以减少怀孕后的肌肉失衡，还可以减轻与耻骨联合功能障碍相关的疼痛。

强化盆底肌。盆底肌训练又叫作凯格尔运动，在运动过程中，我们可以感受尿道括约肌和肛门括约肌的收缩。但是，请记得在练习之前排空你的膀胱，不要憋尿练习，否则会适得其反。

加强腹部肌肉控制力。通过呼吸加强腹部肌肉的控制性，可以很好地保持躯干的稳定，也可以强化耻骨联合处的稳定性。吸气时，放松盆底肌，保持背部平直，让腹部往外微微隆起；呼气时，收紧盆底肌，卷动骨盆，让背部拱起，同时收紧腹部。[2]

强化臀部肌肉。训练臀部肌肉的目的是加强骨盆的稳定性。但是，要尽量避免臀部负重训练和单腿支撑训练，以免造成身体的不适。可以做一些舒缓的臀部训练动作。如果有任何疼痛或不适，就应该停止练习或调整训练动作。

强化大腿内收肌。内收肌训练可以加强耻骨联合处的稳定性。但是，在修复耻骨联合功能障碍的过程中要注意，不要将双腿分得太开，以免造成身体的不适。如果你觉得瑜伽球的直径太大，可以采用小直径的普拉提球练习。而且，要尽量采取坐姿练习。[3]

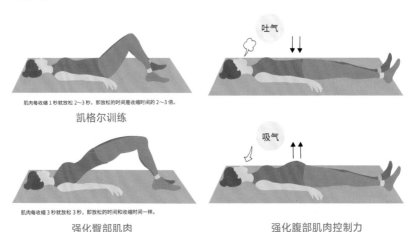

吐气

肌肉每收缩 1 秒就放松 2～3 秒，即放松的时间是收缩时间的 2～3 倍。

凯格尔训练

吸气

肌肉每收缩 3 秒就放松 3 秒，即放松的时间和收缩时间一样。

强化臀部肌肉　　　　　　　　强化腹部肌肉控制力

（3）腿部舒压训练

躺下时抬高腿部，使腿部位置高于心脏位置，可以加快腿部血液循环，舒缓腿部压力，以缓解腿部水肿，也有助于预防和缓解妊娠高血压。

腿部舒压训练一般以在腿部塞枕头的方式进行，但是塞枕头操作麻烦，且需要别人辅助。智能床可以自由调节角度，让孕妇训练时更轻松，孕妇可以将智能床调节到让自己更舒服的位置。

另外，智能床可以通过抬高头部缓解孕期胃酸反流，辅助孕妇起身，以及在床上娱乐，是孕期的好帮手。

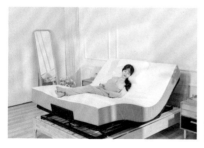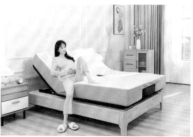

智能床

（4）孕晚期采用左侧卧

孕期中，子宫会随着胎儿的生长发育增大很多，在正躺时会对器官造成压力。左侧卧可以减少这种压力，不仅可以促进全身血液循环，也能给予胎儿足够的氧气。[4]而且，孕妇在左侧卧睡时不会压迫膀胱，既不用担心起夜频繁，又有助于起床之后排尿，极大地降低了发生孕期综合征的概率。

孕妇还可以用孕妇抱枕或孕妇床垫来缓解腰部的压力。

（5）哺乳期：辅助起身、喂奶、照顾婴儿

哺乳期妈妈每天对新生儿进行母乳喂养，坐着的时间长达 10 ～ 12 小时。沙发或椅子可能会导致哺乳期妈妈养成不良的姿势习惯，以至于其在母乳喂养时，背部和颈部产生额外的疼痛。

久坐会使得哺乳期妈妈的脊柱和下背部向前超伸。将枕头或沙发垫放在背后能保持身体坐正，但舒适感不佳，使哺乳期妈妈在喂养宝宝时不能得到很好的体验。

智能床可以使床倾斜，哺乳期妈妈在可调节角度的床上护理婴儿，可调节角度的床将为哺乳期妈妈的背部提供良好的、强力的支撑。这将帮助妈妈们更轻松地哺育婴儿，保护她们的脊柱，减少她们的劳累。很多妈妈生宝宝时伤口撕裂、疼痛难忍，智能床能够帮助产妇轻松起床，避免撕扯其伤口。

给孩子换尿不湿需要保持弯腰的姿势，让新妈妈们本就虚弱的身体更加雪上加霜。一个高度合适的尿布台能够完美解决问题。将智能升降

桌升高，新妈妈们不用弯腰就能轻松换尿布，从此告别腰疼。

（6）合理饮食，注意控制盐分

肾脏是身体排水的枢纽，良好的肾脏功能是缓解孕期水肿的关键。因此，准妈妈们在日常饮食中应多吃一些保肾利尿的食物，如香芹、柑橘、大蒜等。

因为孕期水肿是由子宫压迫和过多摄取钠使体内水分潴留造成的，与喝水多关系不大，所以准妈妈们别因担心水肿而不敢喝水。

（7）衣着合适，注意保暖

孕妇应尽量穿着宽松，有利于血液的通畅；注意保暖，以促进血液循环。

（8）适量按摩

按摩有助于促进血液循环，每天在临睡前，按摩一下小腿和脚背，由下往上进行，力度以自己的感受为准，这样既可以缓解孕妈妈腿部的疼痛，加速血液循环，也有助于促进睡眠。最好让准爸爸帮忙按摩哦！

（9）使用止疼药

有些女性在怀孕期间可能需要使用止疼药来缓解臀部疼痛。你可以要求医生根据你的个人情况开具止疼药和安排剂量。

参考文献

[1] 刘芮君, 杨春媛. 孕期盆底肌锻炼对盆底肌的保护作用[J]. 临床医药文献电子杂志, 2020, 7(57): 32, 43.

[2] 黄逸艳, 黄业华. 孕前体质量指数与妊娠期高血压疾病的相关性研究[J]. 川北医学院学报, 2022, 37(2): 194-196, 201.

[3] 冯桃莉. 孕妇睡姿何种为佳[J]. 家庭医学（上半月）, 2005(21): 60-61.

[4] 陈长洲, 王红英, 项贤林, 等. 孕期如何进行体育锻炼？——基于发达国家及组织孕期身体活动指南的启示[J]. 上海体育学院学报, 2021, 45(10): 27-38.

第四章

这些小秘密
自己知道就好

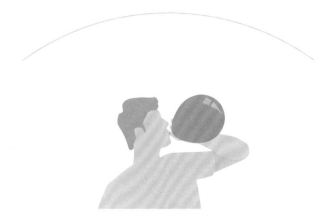

让人辗转反侧的不只有爱情，
还有灼人心肺的胃食管反流
——胃食管反流症的机制

总感觉"热心肠"可能不是好事

  小新身材偏瘦，自小时候起，肠胃问题就一直困扰着他，他在饮食上必须十分小心。但在一次和同事的聚餐中，气氛到位，他架不住热情，喝了几杯酒，又吃了不少菜。没想到，这给他带来的是痛苦的一夜。

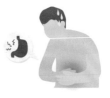

胃食管反流症

  刚睡下不久，小明就觉得自己的胸口烧得厉害，接着胃里的食物就开始往喉口冒，一阵胃酸的味道充斥着口腔。

  这是一种危害极大的常见病——胃食管反流症（GERD）。它虽不会威胁生命安全，但长期受到该症侵扰的人恐怕会面临食管与喉咙的癌变。

一、胃食管反流症令人震惊的数据

（1）高发病率

  胃食管反流症在全球范围内都非常常见，以每周一次胃灼热或反胃为标准，全球的胃食管反流症的患病率为13.3%，其中26.0%为轻微症状，5.4%为严重症状。在美国，胃食管反流症影响了多达1/5甚至更多的成年男性和女性。东亚属于发病率比较低的区域，但也有约10%（见表4-1）。

表 4-1　全球胃食管反流症患病率

患病率	国家和地区
18% 至 28%	北美洲
9% 至 26%	欧洲
3% 至 8%	东亚
9% 至 33%	中东地区
12%	澳大利亚
23%	南美洲

（2）普遍性

任何人都可能患胃食管反流症，或者出现胃食管反流症的症状，胃食管反流症发生在每个年龄组和种族中。1990 年和 2017 年，全球男性与女性的年龄标准化患病率之比均为 1 : 0，患病率随着年龄的增长而增加，直至 80 岁左右才有下降趋势。

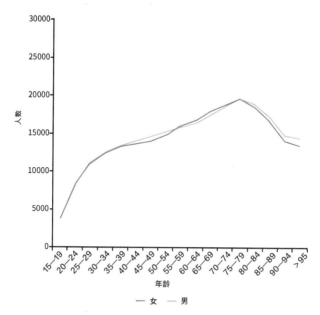

2017 年按年龄组分列的每 10 万人中患胃食管反流症的人数

二、胃食管反流症形成的机制

胃食管反流症是一种慢性病。当食管下括约肌的功能尚未发育完全或受到损伤时，胃酸、胃蛋白酶、胆汁等（属于胃或十二指肠内的物质）倒流进入食管或咽喉、口腔、肺，从而引起胃食管反流症。

人们进食时，食物由食管进入胃部，两者之间有一道门——贲门。进食结束后，胃开始工作，贲门就会关闭。如果这扇门坏了，胃酸就会跑到食管里。胃酸有很强的腐蚀性，食管受到侵蚀，患者就会有烧心的症状。

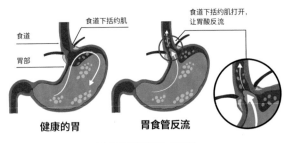

胃食管反流的形成机制

三、胃食管反流症形成的原因

引起胃食管反流症的根本原因是食管下括约肌较弱。食管下括约肌的强弱受到多种因素的影响。

（1）**睡姿不当**。如果贲门关闭不紧时就平躺，比如饭后没多久就立即卧床，胃里的东西就很容易在胃和食管之间流动。此时人就会像没装满水又横放的水瓶，胃酸在身体中就像水在水瓶中一样震荡着。当进入食管里的胃酸累积到一定的数量，患者就会感到烧心或胸痛。

（2）**肥胖超重**。肥胖可能导致腹部压力增大，导致胃食管反流。研究发现，肥胖和体重大的人胃食管反流症发生的风险明显升高，维持正常的体重可以减少患胃食管反流症的风险。

（3）**怀孕**。怀孕如肥胖一样，会使腹内压力增大，孕早期的孕吐会使胃中的食物反流，且容易形成习惯性的症状。但不必过于担心，该症状可在生产后自行缓解。

（4）**喝酒**。喝酒会影响食管黏膜的屏障，对食管下括约肌功能也有影响：一方面，高浓度酒精对食管黏膜的伤害是非常直接的；另一方面，酒精刺激胃产生收缩，大量饮酒引起呕吐可导致胃食管反流症。

（5）**暴饮暴食，饮食不当**。食用具有刺激性的食物很有可能触发胃食管反流症，如许多人因食用了辛辣食物、油炸食物、乳制品、柑橘类水果等而感到胃部灼烧。

四、胃食管反流症的症状和危害

（1）**胃食管反流症的症状**

典型症状：食物反流和烧心。反流是指，在没有外力影响时，胃中的食物向口腔反向地流动。仅有胃酸反流时，则称为反酸。人在饮食后胸口处出现烧灼的感觉，被称为烧心。

这两者往往在进食后不久（1～2小时）发生，在平躺、俯身、咳嗽时加重。一些患者的症状在夜间发作，严重影响睡眠。

非典型症状：包括胸部和上腹部的疼痛感，以及消化系统外症状等。[1]

消化系统外症状多由于反流物到达口腔、咽喉部、肺部所致，可能出现声音嘶哑、咽喉痛、喉咙有异物等情况，甚至引发咳嗽、哮喘。此类食管外症状也是少部分患者的首发和主要症状。[2] 在严重情况下，反流物可能被吸入气道，引发吸入性肺炎，甚至是肺纤维化。

烧心
胃部或胸口有火辣辣的灼热感

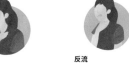

反流
反酸水，口中有酸味

胸痛
灼烧或压榨样疼痛
餐后或卧位加重

咽喉症状
声音嘶哑、咽喉疼痛、喉咙有异物感

咳嗽、哮喘
进酸性食物或饮料，以及过量饮食后
出现，常规方法治疗效果不佳

上腹痛
灼烧样疼痛

胃食管反流症的临床表现

（2）胃食管反流症的严重危害

虽然胃食管反流症本身不会对生命造成威胁，但长此以往会引发严重的并发症。

消化道出血。胃食管反流症严重的患者，食管黏膜长期遭受胃酸腐蚀，会出现糜烂及溃疡，这就引起了消化道的出血状况，临床表现为呕血、黑便及不同程度的缺铁性贫血。[3]

食管狭窄。食管慢性溃疡会使食管变得狭窄，狭窄的食管会阻止食物和液体到达胃部，从而干扰饮食。

Barrett 食管炎（巴雷特食管炎）。10 个长期患胃食管反流症的人当中大约就有 1 个人患上 Barrett 食管炎。Barrett 食管是指食管下段当中，上皮细胞有恶变可能的部分。因此，胃食管反流症病程长者，尤其是重度食管炎（LA-C 或 LA-D 级）患者，需要定期复查胃镜，以排除患上 Barrett 食管炎的可能。[4]

食管癌变。长期或经常患胃食管反流症的人得食管腺癌的概率明显高于普通人，如上一条，Barrett 食管伴有肠化时，发生食管腺癌的风险提升。[5]

声带白斑。胃食管反流症与声带病变有一定的相关性，目前认为胃食管反流症可能是声带白斑的致病因素之一。声带白斑是在声带黏膜长期受到刺激的情况下，由于黏膜上皮增生和过度角化，声带出现的白色斑片样现象，在临床上患者会出现声音嘶哑及喉部不适，此后可能会癌变。

五、胃食管反流症的预防和治疗

（1）**药物治疗。**首选质子泵抑制剂（以下简称为 PPI），疗程至少 8 周。PPI 停药后症状复发、重度食管炎患者通常需要长期服用 PPI 治疗。此外，还可以选用 H2 受体拮抗剂、抗酸药、促胃肠动力药等。70% ～ 80% 的反流性食管炎患者和 60% 的非糜烂性胃食管反流症（NERD）患者，经过 8 周的 PPI 治疗后可获得完全缓解。病程较长者、有食管裂孔疝者、有食管外症状者、医从性较差者，在经由上述治疗后，症状控制效果可能有所欠佳。

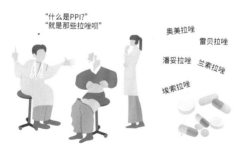

什么是PPI？

（2）**手术治疗**。药物治疗失败、不愿长期服药或者有其他并发症表现的患者可以考虑接受外科手术治疗。胃食管反流症的外科治疗手段主要是各种胃底折叠术，包括全胃底折叠术、部分胃底折叠术等，现主要采用腹腔镜技术来完成以上术式。手术后复发的情况较为少见，复发率为 2% ～ 7%，大约 90% 的患者术后 10 年的复发率低于 5%。

（3）**改变生活方式**。调整生活方式是胃食管反流症患者的基础治疗手段，包括调整睡姿、注意饮食与控制体重、尽量避免增高腹压等。

调整睡姿。美国学者发表的治疗指南指出：夜间胃食管反流症症状明显的患者推荐在睡前 2 ～ 3 小时不要进食，并且可适当在入睡时抬高头部。曾有研究表明：睡觉时采用抬高头部的体位能通过加快胃酸消除减少

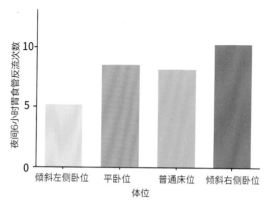

不同体位对胃食管反流症的影响

9%～52%的食管酸暴露时间；而左侧卧位能降低13%～76%的食管酸暴露时间。由此可见，抬高头部的左侧卧位能显著减少食管酸暴露时间，改善胃食管反流症患者的夜间反流、反酸、胃灼热等症状，改善胃食管反流症患者的睡眠质量。

为了更好地实现这一睡姿，推荐使用智能床，智能床能够让胃食管反流症患者不用增加枕头（因为额外的枕头通常不起作用）和其他辅助物品，就能轻松抬高床头，从而采取舒适的睡眠姿势，减少胃食管反流症的夜间症状。

注意饮食与控制体重。 减少刺激性食物的摄入，通过减少黄油、油、沙拉酱、肥肉和全脂乳制品（如酸奶、奶酪和全脂牛奶）的摄入量来减少脂肪；不吸烟，少喝酒。维持正常体重，尽量将BMI控制在<24kg/m² 的范围内。

尽量避免增高腹压。 比如避免便秘、穿过紧的衣物、长时间俯身劳作，避免进食后立刻躺倒。

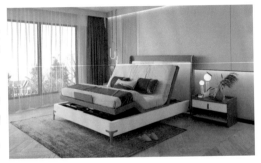

智能床

参考文献

[1] 周国中.远航中胃食管反流病的防治[J].中华航海医学与高气压医学杂志,2011,18(z1): 45-46.

[2] 中华医学会消化病学分会.2020年中国胃食管反流病专家共识[J].中华消化杂志,2020,40(10): 649-663.

[3] 李毅.胃部反酸、烧心原来是"它"惹的祸[J].保健文汇,2021,22(13): 42.

[4] 李震萍.Barrett食管标记物的浅析[J].中外健康文摘,2010,7(18): 186-187.

[5] 朱丹.旋覆代赭汤加味治疗肝胃不和型难治性胃食管反流病对患者胃肠激素水平的影响[J].当代医药论丛,2021,19(9): 186-187.

有个"禁欲系"对象是一种什么体验？
——谈谈男性性功能障碍

男人不能说自己"不行"

"你到底行不行啊？"听着女友的抱怨，小伟从床上坐起来，看着依旧毫无反应的下半身，起身去了浴室。随着花洒的水落下，他的思绪开始纷飞，他突然想到同事给他推荐的药，当时义正词严拒绝的他，现在也开始动摇起来了……

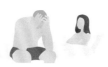

男性性功能障碍

男人总有一些难言之隐。在激情四射的重要关头，伴侣说再坚持一下，而你，往往只能说一句："今天状态不好。"你是从什么时候开始状态不好的？又有多少人状态不好？

一、男性性功能障碍令人震惊的数据

根据 *Sexual Medicine* 杂志 2018 年 6 月发布的内容，勃起功能障碍（以下简称 ED）影响了 1/3 的男性，并且 ED 的患病率随着年龄的增长而增加。虽然如此，但年轻男性也有可能经历 ED。

从北京大学人民医院 2003 年发布的《三城市 2226 例男性勃起功能流行病学调查》来看，中国男性 ED 总患病率为 26.1%，40 岁以上的平均患病率为 40.2%。

国家统计局数据显示：2018 年中国男性人口 71,351 万，结合 2000

年和 2010 年两次人口普查数据及人口增长率推算，2018 年中国有 18 岁以上男性 5.709 亿名，有 40 岁以上男性 3.739 亿名。按上述患病率计算，2018 年中国ED患者至少有 1.5 亿名。[1]

二、ED形成的机制

让我们来认识一下ED。

首先是勃起生理过程：

大脑或阴茎局部接收性刺激；

副交感神经末梢促使细胞分泌勃起因子——cGMP；

cGMP促使阴茎海绵体平滑肌舒张，导致动脉血流量增加，海绵体变大；

变大的海绵体压迫白膜下静脉，导致静脉关闭，血液只进不出，阴茎进一步勃起变大。[2]

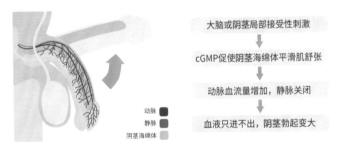

ED 的形成机制

从这个过程，可以看出理想的勃起需要三个要素：

第一，性刺激能达到勃起兴奋阈值；

第二，海绵体平滑肌能够顺利舒张，以及血流量充足；

第三，海绵体组织没有明显的损伤。

第一个因素与神经系统有关，关键在于性刺激能不能传递到位；第二个及第三个因素都和海绵体本身有关。

任何一个因素出问题，都会影响正常勃起，以至于无法满足性生活的需求。按照影响因素不同，ED可以被分为器质性勃起功能障碍、神经性勃起功能障碍和混合性勃起功能障碍。[3]

这就像吹气球，气球就是海绵体，吹气球的人是神经系统，吹进去的气就是血液：

如果没有吹气球的人，气球吹不起来——神经性勃起功能障碍；

如果吹进去的气不够足，气球吹不起来——器质性勃起功能障碍；

如果气球破了，气球也吹不起来——器质性勃起功能障碍；

如果几种情况都有，那就是混合性勃起功能障碍。

三、ED形成的原因

（1）器质性勃起功能障碍形成原因

血管性病变。血管性病变是造成ED的主要原因，在患病原因中占据"半壁江山"，包括动脉粥样硬化、动脉损伤、动脉狭窄、阴部动脉分流及心功能异常等任何可能导致阴茎海绵体动脉血流减少的疾病。[4]研究表明，增加ED发病率的因素与导致高血压的因素雷同，包括吸烟、高脂血症、肥胖等。

身体状态因素。中国性学会会长、北京大学第三医院男科及人类精子库主任姜辉教授表示："随着工作节奏加快，以及工业环境污染等影响，ED的发病率和患病率在逐年增加，20年前做的流行病学研究已经不符合现状。"工作节奏加快会导致久坐不动，久坐不动会使人更难控制体重并影响心脏功能，而这两者都是患上ED的原因。

此外，年纪越大发生ED的概率就越高，这是因为年轻人身体机能良好，血液循环功能良好，就能保证勃起时海绵体有足够的血流量以维持勃起。

阻塞性睡眠呼吸障碍。阻塞性睡眠呼吸障碍会带来显著的性功能下降。这与阻塞性睡眠呼吸障碍引发间歇性低氧血症造成神经损伤、血管内皮功能障碍和内分泌异常有关。研究发现，在阻塞性睡眠呼吸障碍的患者中，ED的发病率在41%～80%，ED的患病率提升了9.44倍。

手术与外伤。血管手术、盆腔或腹膜手术，可能引起与阴茎勃起有关的血管和神经损伤，导致ED。

内分泌疾病、慢性病，长期服用某些药物。患性腺功能减退症、甲状腺疾病、肢端肥大症等导致睾酮水平降低、改变下丘脑－垂体－性腺轴功能的疾病，长期服用药物，如抗高血压药(利尿剂和β受体阻滞剂)、抗抑郁药、抗精神病药、抗雄激素药、抗组胺药、毒品(海洛因、可卡因及美沙酮等)，均可以引起器质性勃起功能障碍。[5]

阴茎本身疾病。阴茎解剖或结构异常，如阴茎海绵体硬结症、小阴茎、阴茎弯曲畸形、严重包茎和包皮龟头炎。

（2）神经性勃起功能障碍形成原因

神经性勃起功能障碍指由精神心理因素（包括紧张、压力、抑郁、焦虑和夫妻感情不和等）所造成的ED。精神性疾病也是诱发ED的常见病因之一，患者精神性疾病症状的严重程度与ED患病率呈正相关。

四、ED的症状和后果

ED的危害非常多。

由于无法正常勃起，所以无法进行正常性生活，如不积极寻求治疗，可能会导致不孕不育。

对夫妻双方的感情和家庭都会有非常大的影响，有很多夫妻都因为性生活不和谐而分道扬镳。

引发焦虑和自卑情绪，有些患者长期遭受伴侣的鄙夷，对女性逐渐产生厌恶感，甚至会发生心理扭曲，对女性展开无差别报复，给社会安定造成极大影响。

现在越来越多的人把ED当成一些慢性病——如糖尿病、高血压——的早期预警因素。研究发现，ED患者，今后心脑血管意外发病的概率会很高，所以很多不进行性生活的中老年人不能觉得患ED也没关系，应警惕心脑血管疾病的发生。

有可能引发其他的生殖器问题。因为ED导致局部的生殖系统功能出现异常，时间久了会导致周围组织或器官的病变。最常见的是因为免疫功能下降，引发相应的性疾病。

五、ED的治疗与缓解

（1）**及时去正规医院就诊**。早发现、早治疗，ED是可以治疗并且有很大治愈概率的。

（2）**口服药物**。对于许多男性来说，口服药物是一种成功的治疗ED的方法。它们包括：西地那非（伟哥）、他达拉非、盐酸伐地那非（艾力达）、阿伐那非。四种药物都能增强一氧化氮的作用——一氧化氮是人体产生的一种天然化学物质，可以放松阴茎的肌肉，促进血液循环，让你在受到性刺激时勃起。这些药物的剂量、作用时间和副作用各不相同。可能的副作用包括潮红、鼻塞、头痛、视力变化、背痛和胃部不适。因此，一定要在医生指导下使用，让医生为你找到合适的药物和剂量。

如果你有以下情况，服用此类治疗ED的药物也可能是危险的：正在服用硝酸盐药物——通常被用于治疗心血管病，如心绞痛、心力衰竭，以及低血压。

（3）**心理辅导**。如果你的ED是由压力、焦虑或抑郁引起的，你或你的伴侣可能需要去看心理医生。心理干预与ED药物配合使用会更有效。

一项小型研究表明，专注于正念也可能有助于改善ED和性满意度。

（4）**凯格尔运动**。凯格尔运动能让球海绵体肌得到锻炼。这种重要的肌肉有三项工作：它允许阴茎在勃起时充血，在射精时泵送，并在排尿后帮助排空尿道。

找到正确的肌肉。在排尿中途停止或收紧肛门的肌肉，这可以帮助你找到盆底肌。找到正确的肌肉后，你就可以在任何姿势下进行盆底肌的运动了。

完善技术。不断训练以完善技术，每天重复3次，每次至少进行3组练习，每组重复10遍。当肌肉变强时，请尝试在坐着、站着或行走时进行凯格尔运动。

保持专注。为了获得最佳效果，请集中精力收紧盆底肌。注意不要收缩腹部、大腿或臀部的肌肉。不要屏住呼吸，而应在锻炼过程中自由呼吸。

六、ED 的预防

美国卫生与公众服务部建议，预防 ED 可以从以下几个方面做起。

（1）**积极锻炼**。现在很多上班族都没时间锻炼，而且还会久坐。一些体力活动与 ED 相关性的评估发现：久坐者中，有 95.66% 的人患有 ED；而在非常活跃的人群中，只有 9.1% 的人有轻微的 ED。[6] 坐着会压迫会阴部位，为阴茎供应血液的血管和神经都会受到不利影响，久坐由此易引发 ED。

定期进行体育锻炼被广泛认为是改善身体状况和保持健康的一种方式。除了积极锻炼，还要在工作时避免久坐，办公的时候推荐坐站交替，坐一会儿站一会儿，交替进行。这种坐站交替的工作方式可以预防心血管疾病、肥胖等导致 ED 的疾病，从而达到预防 ED 的目的。

智能升降桌为办公族提供了科学的坐站交替的工作方式，避免久坐，是上班族预防 ED 的帮手。[7]

BBC 在名为《运动的真相》的纪录片中公布了某些研究结果：短时间、高强度的无氧运动会消耗更多的热量，并且能够迅速提高血液和唾液中的睾酮。[8] 睾酮是主要的雄性激素，是肌肉生长最活跃的刺激物。睾酮在 ED 的中枢和外周调节中非常重要，睾酮不足会对阴茎组织和勃起神经的结构有强烈的负面影响。[9] 研究证实，睾酮会随着运动而线性增加。[10]

智能健身车是一款兼具颜值与实用性的居家健身器材，它模拟人体工学骑行轨迹，采用静音飞轮无打扰模式，让你在家也能随时进入运动状态。推荐给久坐男士，只要将阻尼切换至最高档，即可享受无氧运动的快乐，提高睾酮分泌水平，从而有效预防 ED 和改善男性健康。

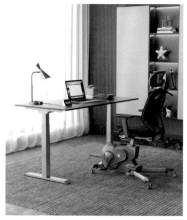
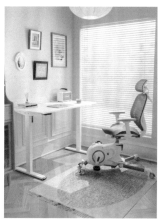

智能升降桌

（2）**缓解阻塞性呼吸暂停。**打鼾也是引发ED的重要原因之一，研究发现，阻塞性睡眠呼吸暂停与ED之间存在密切关联。阻塞性睡眠呼吸暂停患者因夜间反复缺氧，阴茎缺乏足够营养及氧气，导致海绵体受损；缺氧还会抑制大脑皮层功能，导致困倦、乏力、嗜睡；同时，血液中维持男性性欲、第二性征和勃起功能的睾酮水平会下降，致使性欲降低……现在已经有越来越多的研究表明，ED的严重程度与阻塞性睡眠呼吸暂停病情呈正相关。专家认为，患有阻塞性睡眠呼吸暂停的ED患者，应先治疗打鼾。

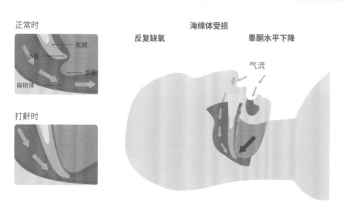

阻塞性睡眠呼吸暂停对ED的影响

智能床可以解决此类问题，你可以通过将床头抬高 15 度，让喉部肌肉不再受重力影响阻塞气道，使呼吸更顺畅，减轻阻塞性睡眠呼吸暂停症状，从而预防ED。

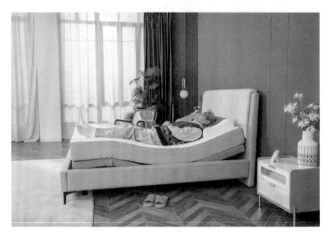

智能床

如果你的阻塞性睡眠呼吸暂停症状比较严重，建议配合持续气道正压通气系统一起使用，以达到更好的缓解阻塞性睡眠呼吸暂停的效果。

（3）**戒烟**。吸烟可能导致ED。

（4）**健康的饮食**。全麦食品、低脂乳制品、水果、蔬菜及瘦肉是保障勃起功能顺利实现的健康食品。要尽量避免食用高脂肪食物，控制饱和脂肪酸和钠的摄入。健康的饮食，有助于保持健康的体重，因而有助于预防ED。另外，避免过度饮酒也十分重要。

（5）**避免使用非法药物**。使用非法药物可能会影响你勃起或保持勃起状态。例如，一些非法药物可能会影响你的感官。使用非法药物可能会掩盖导致你ED的其他心理、情感和身体因素。

（6）**抑制压力**。心理压力增大会提高肾上腺素的水平，从而使血管收缩，这不利于勃起。缓解紧张情绪，让情绪变得更好，能有效保障性生活质量。

参考文献

[1] 林浩成.关注男性勃起功能障碍 关心男性健康[J].中国性科学, 2019, 28(5): 前插 1.

[2] 刘帅, 蒲九州, 李绪.低能量体外冲击波治疗勃起功能障碍基础研究进展[J].中华男科学杂志, 2021, 27(4): 356-360.

[3] 盛文, 韩亮, 李宪锐, 等.李曰庆教授从心、肝、肾论治勃起功能障碍的经验[J].现代中医临床, 2017, 24(2): 33-35.

[4] 杨东, 王雪梅, 鲜红, 等.伐地那非治疗勃起功能障碍的有效性和安全性研究[J].中国社区医师, 2021, 37(13): 72-73.

[5] 郁紫.边缘性行为, 生活比蜜甜[J].糖尿病天地: 教育刊, 2014(2): 40-41.

[6] Agostini L, Netto J, Miranda M V, et al.Erectile dysfunction association with physical activity level and physical fitness in men aged 40-75 years[J]. International Journal of Impotence Research, 2011, 23(3):115-121.

[7] Hough J P, Papacosta E, Wraith E, et al.Plasma and salivary steroid hormone responses of men to high-intensity cycling and resistance exercise[J]. Journal of Strength & Conditioning Research, 2011, 25(1):23-31.

[8] Effects of testosterone on erectile function: Implications for the therapy of erectile dysfunction[J]. BJU International, 2007, 99(5).

[9] Riachy R, Mckinney K, Tuvdendorj D R.Various factors may modulate the effect of exercise on testosterone levels in men[J]. Journal of Functional Morphology and Kinesiology, 2020, 5(4):81.

[10] Wook J, Jeanne F, Duffy, et al. Sleep, sleep disorders, and sexual dysfunction[J]. The World Journal of Men's Health, 2018.

"菊花"保卫战
——谈谈那些难言之隐（便秘、痔疮）

便秘不是病，病起来还真要命

欣宜是一名年轻的模特，有着令人羡慕的修长身材、纤细四肢和出众气质。但是她有一个习惯，就是每天都要在厕所里待很久，因为她有严重的便秘。如果是在家休息期间还好，到工作时出席活动，这就太碍事了。在厕所待久了，导演电话打来："人呢？怎么老找不到你，这马上要上台了！"演出结束，欣宜正要去厕所，同事把她拉到一边："你最近肚子怎么越来越大了，该不会是有了吧？"……

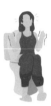

便秘

现代人在光鲜亮丽的职业外表下，隐藏着多少不为人知的小秘密。习惯性便秘影响了很多都市丽人的生活质量，不仅容易造成小腹隆起，从而影响美观，还会引发痔疮甚至肛裂等严重后果。

一、有关便秘和痔疮令人震惊的数据

全球便秘的患病率约为16%，其中女性慢性便秘患病率高于男性。此外，年纪越大，越容易便秘。在60岁以上人群中，便秘患病率高达33%。在中国，慢性便秘患者占总人数的比例为3%～18%，有超过7000万名女性饱受慢性便秘带来的困扰。

痔疮在男性和女性中都很常见，在世界范围内，一般人群中痔疮的总患病率约为 4.4%。据估算，美国患有痔疮的人数约为 1040 万名，每年都会产生 100 万个新病例。

在中国，城市居民的肛肠疾病发病率为 51.14%，痔疮占其中的一半，即中国城市居民每 100 人中就有约 51 人患有肛肠疾病，每 100 个肛肠疾病的患者中约有 50 个患有痔疮。

二、便秘的形成机制

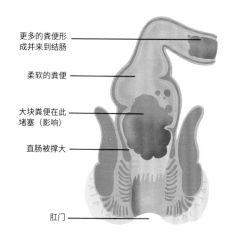

更多的粪便形成并来到结肠

柔软的粪便

大块粪便在此堵塞（影响）

直肠被撑大

肛门

便秘的形成机制

当我们进食后，食物先经过消化道，营养物质在此被吸收。接着剩余的残渣通过小肠移动到大肠（结肠），在这个过程中水分被吸收，最终产生固体粪便。如果在这个过程中，结肠吸收了过多的水分，大便就会变得又干又硬，把它们排出体外会变得格外困难，这就是便秘。当你已经慢性便秘了，进食后食物通过消化道的速度可能会更慢，以至于在结肠停留的时间也更长，所以会有更多食物残渣中的水分被吸收，于是大便就变得越来越干燥和坚硬，如此恶性循环下去。

除了神经问题、骨盆肌肉问题和激素影响等生理因素外，大部分人的便秘都和自身习惯有关。

（1）**运动不够。**经常锻炼的人一般不会出现便秘。一般来说，腹壁肌肉和横膈膜肌肉的张力，对于定期排便起到很关键的作用。[1] 如果你不运动或者你花很多时间坐着，你就可能会便秘。对于那些不得不经常卧床或因健康问题而不能频繁活动的人来说，这可能是个问题。

（2）**没有得到足够的纤维。**纤维可以在你的肠道中保留更多的水分。

这使大便更柔软，更容易通过。但是如果你日常摄入的纤维不够，就可能会便秘。

（3）**不能坚持好的如厕习惯**。大便在肠道中停留的时间越长，它就越难通过。如果你忽略了排便的冲动，你最终可能会不再觉得需要排便。也许你不去是因为你很忙，或者你不想在家以外的地方使用卫生间，但是经常这样做会导致便秘。

（4）**水喝得不够**。液体，尤其是水，可以让消化道中的一切都保持运转。

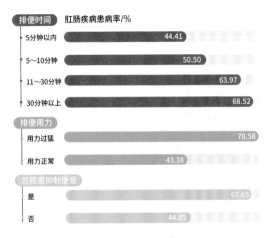

不良如厕习惯的危害

三、痔疮的分类和形成机制

在肛管和直肠末端的黏膜下，有一圈组织结构，叫作直肠海绵体，俗称"肛垫"。它在我们排便时会随着周围肌肉的变化完成开启和闭合。

当这个部位由于种种原因，比如久坐压迫，出现出血、脱垂、疼痛等状况，痔疮就形成了。

（1）痔疮的分类

痔疮类型取决于肿胀静脉的发展位置，具体类型如下。

外痔：在肛门周围皮肤下形成肿胀的静脉。你的肛门是大便出来的通道，有时会流血，有时会充满可以凝结的血液。这并不危险，但会导致疼痛和肿胀。

内痔：直肠内形成肿胀的静脉。你的直肠是结肠与肛门相连接的消化系统的一部分。内痔可能会出血，但通常不会疼痛。

内痔和外痔都可能脱垂，这意味着它们会在肛门外伸展和膨胀。这些痔疮可能会出血或引起疼痛。

混合痔：痔疮类最为严重和常见的，指患者同时患有内痔和外痔，拥有内痔和外痔的症状。

（2）痔疮的形成机制

便秘。便秘是导致患痔疮的最大风险因素之一。例如，因便秘，大便变得坚硬，排便时肛门受压，出口处裂开形成肛裂，或肛门静脉丛的血管聚集部分产生，从而淤血形成痔疮。

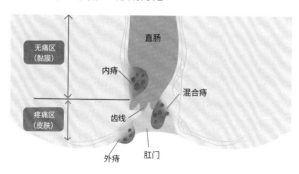

痔疮的形成机制

久坐。若一直久坐，肛门直肠的静脉血液回流受阻，血液淤积于肛门静脉丛，极易导致痔疮。

不良的饮食习惯。低纤维饮食，或摄食过多辛辣刺激性食物、酒精等可直接对直肠黏膜造成刺激，导致静脉扩张充血，从而诱发或加重痔疮。

不良的排便习惯。包括便秘和腹泻。排便时间过长或用力过猛，可能导致直肠、肛门因受压迫而充血，甚至使黏膜与肌层分离，引发痔疮。

妊娠。在怀孕期间，孕酮水平升高会导致准妈妈便秘，尤其是在怀孕的第三个月。黄体酮的增加会导致静脉壁松弛，从而增加肿胀。这种便秘、肿胀和子宫增大，共同增大了对下腔静脉的压力，使痔疮可能成为怀孕期常见且非常不愉快的副作用。在分娩过程中，所有的推动和压力也都会导致痔疮爆发。

搬抬重物。在下蹲状态下用力过猛，容易加重痔疮的症状。

（3）便秘和痔疮的关系

一般来说，痔疮与便秘呈正相关，痔疮会加重便秘，便秘会诱发或者加重痔疮。

四、便秘的症状与危害

（1）便秘的症状

每周排便次数少于三次；大便干燥坚硬，排出状态为干结块状；排便费力，排便时间长，总有排不尽的感觉；伴随下腹肿胀、食欲减退、面部色素沉着、失眠焦虑、精神状态不佳等表现。

（2）便秘的危害

局部性的危害：长期排便用力过猛，容易引发痔疮、肛裂、脱肛等直肠肛门疾患。

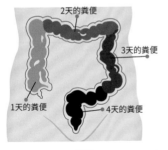

便秘

全身性的危害：老年人长期用力排便，容易引发高血压，诱发脑卒中、心肌梗死等心脑血管疾病；便秘时有害物质再被吸收进血液，容易引发肝性脑病；慢性疾病容易引发结肠直肠癌、乳腺疾病、阿尔兹海默症等；另外，长期便秘容易加重病人的心理负担，影响生活质量。

五、痔疮的症状与危害

（1）痔疮的症状

内痔和外痔的症状可能有所不同。不过许多人可能得的是混合痔，常见的症状包括如下几种。

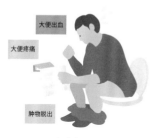

痔疮的症状

大便出血。一般为间歇性出血，颜色鲜红。通常表现为擦拭时厕纸带血丝，严重者会点滴出血甚至射血。多见于内痔、混合痔。

大便疼痛。大便时，肛门、肛周部位疼痛，还可伴有坠胀感，多见于外痔，疼痛程度轻微。发生痔核脱出嵌顿的情况时，可能有剧烈疼痛。

肿物脱出。轻度患者在排便时肿物脱出，排便后肿物归位。严重者在咳嗽或者打喷嚏时即可脱出，甚至可能出现用手无法将肛门外脱出物回纳的现象。这主要是中晚期内痔的症状。

（2）痔疮的危害

主要危害：排便困难；除排便困难导致的痔疮反复、发炎、出血外，还会引起腰骶部疼痛，严重的可能会导致大便失禁；痔疮中、重度女性患者容易得相关妇科疾病，影响生活质量。

可能导致严重的并发症。

贫血：痔疮可能引起急性消化道出血，从而引起痔源性贫血。轻者表现为乏力、面色苍白、心悸、体力活动后气促及浮肿等症状，个别患者可能出现易激动、兴奋、烦躁等神经症状。失血量大者可能会休克，甚至面临生命危险。

感染：痔疮长时间的脱出嵌顿可能导致病原体侵入，发生感染，从而诱发肛周脓肿、坐骨直肠窝脓肿等疾病，表现为剧烈疼痛、发热、肛门坠胀、排便不尽感等。

肛肠疾病：痔疮病情加重后容易引发相关的肛肠疾病，如痔疮患者因为嵌顿的情况排便困难，会用力排便，由此可能因损伤薄弱的病变组织而引发肛裂；长期痔疮增大了感染的可能性，病变组织逐渐侵袭，形成与会阴部位的通路，引发肛瘘。

有可能发展为癌症：痔疮虽是一种良性病变，本身不会癌变，但严重的痔疮若未及时得到治疗，在长期刺激下可引发肛门局部慢性炎症，有可能会发展为癌症。

六、便秘、痔疮的缓解与治疗

（1）药物治疗

轻度便秘患者可以选择使用容积性泻药（膨松药）；轻、中度便秘患者可以选择渗透性泻药。但请注意，长期使用刺激性泻药可能导致不可逆的肠神经损害，建议短期、间断使用。痔疮患者可以选择栓剂、软膏、洗剂等局部药物治疗，或结合静脉张力调节药物、抗炎镇痛药、缓泻剂等进行全身药物治疗。

（2）生活方式调整

养成健康的饮食习惯：要增加水分和纤维素的摄入，推荐每天至少摄入 1.5 升的水，摄入 25 克以上的膳食纤维；另外，要尽量避免食用辛辣刺激性食物。

养成良好的排便习惯。结肠活动的活跃期为早晨起床后及饭后，建议你在早晨起床后或餐后 2 小时内尝试排便。排便时选择合适的姿势，尽量不要玩手机和看书。将如厕时间控制在 3 分钟内。

适度运动。运动能够减少食物通过大肠的时间，因此能够限制肠道从大便中吸收过多的水分，避免形成过于坚硬的大便。另外，有氧运动可以加快呼吸和心率，有助于刺激肠道中肌肉的自然挤压或收缩，有助于快速排出大便。[2]你可以选择一定量的户外活动和体育锻炼，如慢跑、散步等。对于那些繁忙的办公族，推荐使用智能健身椅在办公场所进行适当活动。将智能健身椅放置在家中或者工作场所，在家休闲期间或者在工作之余利用智能健身椅进行适度的有氧运动来帮助刺激肠道和结肠的肌肉，来预防和缓解便秘。

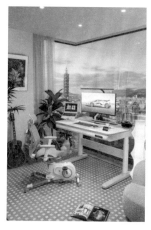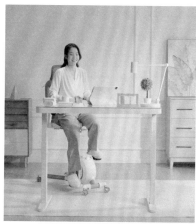

智能健身椅

避免久坐。久坐不动的生活方式被认为是引发痔疮的重要原因。因久坐缺乏体力活动会导致便秘，加重当前的痔疮，引起复发，甚至导致出现新的健康问题。因此，要尽可能避免长时间站立或坐着，每隔1小时可活动一会儿。而最好的方法就是采用坐站交替式办公，这样既能避免久坐，又能避免久站，保证肛门直肠处的血液很好地回流，使血液不容易淤积于肛门静脉丛。所以说，预防缓解痔疮，智能升降桌是不错的解决方案，是帮助你正确办公的家具，站坐交替方式切换只需几秒钟时间，就能帮助你养成好习惯，远离痔疮。

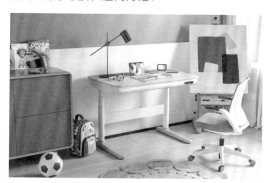

智能升降桌

养成良好的清洁习惯。保持肛门清洁，勤换内裤，防止肛门感染或引发肛周湿疹。

做提肛运动。提肛运动通常作为一种辅助方法来使用，长期坚持下来能锻炼肛门括约肌。

痔疮坐浴。坐浴时紧张的肛门周肌肉群能够得到有效的放松，促进血液循环，还能防止细菌感染，加入具有活血化淤、消肿止痛效果的坐浴液，能更好地消掉痔疮肉球。

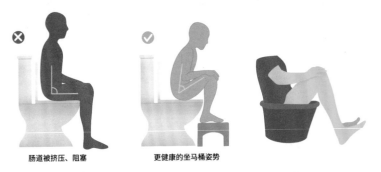

肠道被挤压、阻塞　　　　更健康的坐马桶姿势

选择健康的坐姿　　　　　　　　坐浴

（3）手术治疗

痔疮的手术治疗包括传统痔疮手术（应用广泛但出血和疼痛较明显）和微创手术（使用范围有限）。

参考文献

[1] Harvard Health.Common causes of constipation[EB/OL]. (2021-2-15)[2022-12-15]. https://www.health.harvard.edu/diseases-and-conditions/common-causes-of-constipation.

[2] Marco S D, Tiso D. Lifestyle and risk factors in hemorrhoidal disease[J]. Frontiers in Surgery, 2021(8).

每多坐一分钟，世界上就少一个好看的屁股
——谈谈臀肌失忆症

有的人活着，他的屁股却死了

小晴是一位都市白领，作为办公族的她，每天都在重复这样的生活：开车上下班，到办公室后一坐就是一天，下班后到家一屁股坐下来更是懒得动。有一天，看着镜子里的自己，小晴不禁大叫："Oh my god，我的翘臀呢？"

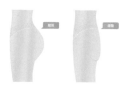

臀肌失忆症

久坐不动的生活方式不仅会引起各种与心脑血管、脊柱、内分泌相关的疾病，还会导致一种叫"臀肌失忆症"的时代病。就像人类不经常用脑，就会逐渐失去记忆一样。臀部的肌肉也是如此，不管是白天还是夜晚，人们一直处于久坐不动的状态，臀部肌肉就会逐渐失去弹性、变得松弛，最终它会失去记忆，忘记原本的功能。臀部"失忆"，还会引发腰部、髋部、腿部的疼痛，因此臀肌失忆症又名"死臀综合征"。

一、臀肌失忆症令人震惊的数据

世界卫生组织的报告显示，全球每年由久坐不动导致死亡的人数多达 200 多万名。[1] 2020 年，全球由坐得太久、缺乏运动引起的疾病占所有疾病的 70%。

中国的一项针对青年女性（18—44 岁）臀型的调查研究显示，占比

最高的臀型为扁平臀型，比例高达 40.9%。

如今，人们逐渐意识到，久坐与臀肌失忆症之间的关联。"久坐易导致臀部下垂"登上知名新媒体话题热榜，并引起热烈讨论。

那么怎么样自测臀肌是否失忆？

有一个简单的方法，可以面对镜子深蹲，仔细观察你的膝盖、臀部和腰背部。如果发现不自觉腰部挺直困难、骨盆前倾、膝盖内扣，那么大概率你已患上臀肌失忆症了。

二、臀肌失忆症形成的机制

为什么臀肌会出现功能障碍？

当你的臀部"忘记"如何正确激活臀部肌肉时，就会发生臀肌失忆症。美国运动协会的运动生理学家皮特·麦考尔说，整天坐着是罪魁祸首。

久坐会减少臀大肌被激活的频率，随着时间的推移，这些肌肉会变得虚弱和萎缩。一种说法是，这容易引起臀大肌的"协同肌肉"——髋伸肌的腘绳肌和髋内收肌群的疼痛和劳损。[2] 另一种说法是，整天坐在椅子上会导致髋屈肌紧绷。美国俄亥俄州立大学韦克斯纳医学中心的物理治疗师、心理学博士克里斯·科尔巴告诉《自我》杂志："当你坐得太久时，髋屈肌会变短变紧，导致臀部肌肉不能正常工作。"

髂腰肌（髂肌和腰大肌）是最大的髋屈肌，而臀大肌是最大的髋伸肌，同时二者又互为拮抗肌。也就是说，当髂腰肌处于紧张状态时，臀大肌则处于放松状态。如果这种情况持续太久，那么让肌肉激活的过程——具体来说，就是让神经元放电并向肌肉纤维发出收缩信号的过程——就会受到损害。换言之，当你的髋屈肌变得超级紧绷时，你的髋伸肌就会变得不敏感[3]，当你试图使用它们时就会感到肌肉力量不足。而这就是当今习惯于久坐生活的人们最常保持的状态。

专家还提到："长时间坐着还会在肌肉纤维之间产生'层压效应'，组织的持续压缩会导致肌肉纤维被固定住，失去弹性和收缩的能力。"

　　不幸的是，即使你经常锻炼，也难以避免这种情况。如果你的臀大肌不能正常工作，你身体的其他部分可能会为此付出代价。组成臀部的三块肌肉被称为臀肌，只有在它的帮助下，我们才能完成从步行和搬运重物到进行有氧运动和力量锻炼的一系列活动。当你的臀肌失去力量，背部及下半身的其他肌肉群被迫承担额外的工作来补偿，就会使你产生下背部、臀部和膝盖疼痛等问题。对许多患者来说，疼痛会从大腿向下扩散，类似于坐骨神经痛和腘绳肌腱病的症状。

　　臀肌无力（臀肌萎缩）会导致臀部骨关节炎的发病率提升，臀肌越弱和萎缩越多，骨关节炎发病的概率就越高。[4]据研究，臀肌失忆症易引发的关联性病症有：髌骨关节疼痛综合征、髂胫束综合征、椎间盘突出症、梨状肌综合征等。

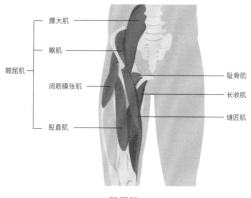

髋屈肌

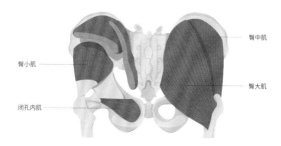

臀侧旋转肌后视图

三、臀肌失忆症的治疗与预防

（1）**避免久坐**。当下，由于电子设备和互联网的普及，人们花在电脑前、坐着低头在手机上办公的时间越来越长。过去人们在体力活动方面更活跃，而现在，因为科技的进步，我们用脑力活动取代了很多体力活动。

臀肌失忆症的高危人群是久坐不动的办公族、长时间驾驶汽车的司机、通勤时间长的人群。这些人即便他们有定期锻炼身体的习惯，也仍然无法避免受到臀肌失忆症的影响。

因此，非常重要的一点是，要记得提醒自己减少坐在座位上的时间，要定期站起来，例如离开座位，做一些臀肌相关的锻炼。可以把普通座椅换为瑜伽球，或者是选择一张更灵活的桌子——智能升降桌是一个不错的选择，这可以让你在办公时自由切换姿势。

智能升降桌自带站立提醒功能，如果你坐下超过 45 分钟，它就会发出警报提醒，提示你该站起来了。通过坐站交替，你的臀部肌肉将得到合适的收缩和舒张，从而预防臀肌失忆。

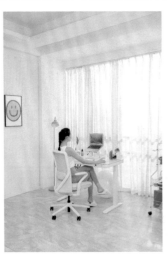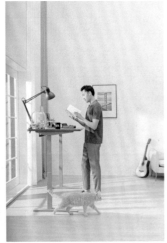

智能升降桌

（2）**正确运动激活臀部。**臀肌失忆症是可逆的，得了"死臀症"并不意味着屁股真的"死"了，肌肉还在那里，它们只是没有被有效地激活。[5] 研究表明，臀肌虽会失忆，但也能通过训练找回记忆。在这里教给大家在家就能做的训练动作。进行所有臀部锻炼时都需要牢记一个关键：专注于从脚后跟（而不是脚掌）发力，这有助于充分激活你的最大肌，即臀部最大和最强壮的部分。

那么，如何激活你的臀部？

动作一：臀桥。你可以仰卧在瑜伽垫上，大腿与小腿间保持 90 度，双手平放在身体两侧，臀部抬起，使膝盖、上身、头部呈一条直线，然后保持 1 秒钟，再回到准备动作，重复训练。

动作二：蚌式开合。侧身躺下，用左臂支撑头部，启动作为大腿和身体呈 135 度，大腿和小腿呈 90 度，两脚跟并拢。在脚后跟紧贴状态下，右腿膝盖抬起至与身体平行，保持 1 秒钟后，重回启动作，重复动作后交换左腿进行动作。

动作三：保加利亚蹲。找到一张高度合适的凳子，在凳子前方左腿向前迈出一大步，将右脚背放置在凳子上，上半身保持直立，背部挺直。双手叉腰，左腿屈膝下蹲至大腿与地面平行，保持 1 秒钟后起身，重复动作后交换右腿进行。

动作四：徒手深蹲。挺胸抬头，保持上半身挺直，下蹲时上半身倾斜不超过 40 度，同时臀部后坐，膝盖不要超过脚尖，如此重复。

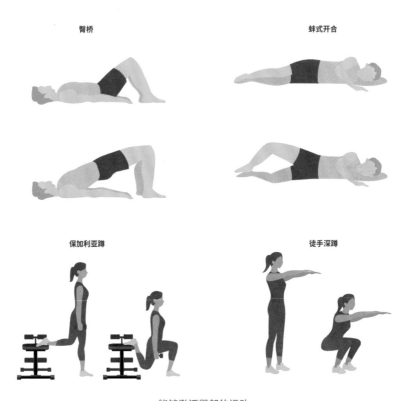

臀桥　　　　　　　　　　　　　　　蚌式开合

保加利亚蹲　　　　　　　　　　　徒手深蹲

能够激活臀部的运动

参考文献

[1] Bull F C, Al-Ansari S S, Biddle S, et al.World Health Organization 2020 guidelines on physical activity and sedentary behaviour[J]. British Journal of Sports Medicine, 2020, 54(24): 1451-1462.

[2] Buckthorpe M, Stride M, Villa F D. Assessing and treating gluteus maximus weakness-a clinical commentary[J]. International Journal of Sports Physical Therapy, 2019, 14(4): 655-669.

[3] Abelson B. Strong glutes your functional advantage[J]. Msrsite, 2020(3).

[4] Arokoski M H, Arokoski J P A, Haara M, et al. Hip muscle strength and muscle cross sectional area in men with and without hip osteoarthritis[J].Rheumatol, 2002(10): 2185-95.

[5] Menard, M B. Immediate effect of therapeutic massage on pain sensation and unpleasantness: A Consecutive case series[J]. Global Advances in Health and Medicine, 4(5), 56-60.

睡觉前也需要"热身"
——打鼾、阻塞性睡眠呼吸暂停的危害

打呼噜可不等于睡得香，严重起来要人命

静香最近总是睡不好，半夜总被爱人巨大的鼾声吵醒，忍不住踢他一脚想让他停止打鼾，结果他翻个身不一会儿又开始了。静香气坏了，正准备叫醒他，鼾声突然停止了，过了几秒他像喘不上气一样，身体开始不断抽动。静香吓坏了，

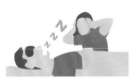

打鼾

要把他叫醒，结果巨大的鼾声却再一次响起……第二天，静香带着爱人来到医院，医生诊断说："这是阻塞性睡眠呼吸暂停，可要重视起来。"

打鼾绝对不等于睡得香。打鼾是一种呼吸道疾病，病情发展到后期容易引起呼吸暂停。如果缺氧久了，会引起一系列系统损害，严重的甚至会引发猝死！

一、打鼾、阻塞性睡眠呼吸暂停令人震惊的数据

众所周知，打鼾是非常常见的睡眠问题，但很少有人认为打鼾是疾病，更别说主动去治疗了。在美国习惯性打鼾的约有 3700 万人，其中男性中打鼾人数在 40% 左右，在女性中这个比例为 24%。在中国，打鼾人群的数量占比约为 52.4%，据统计，中国鼾声分贝最高纪录达 95 分贝，可以说这比装修时电钻的声音还响。

研究表明，在美国，有 10%～30% 的人群患有阻塞性睡眠呼吸暂停。中国患者人数约 1.76 亿，但阻塞性睡眠呼吸暂停在中国的检出率很低。据调查，在打鼾人群中，只有约 59% 的人知道自己有打鼾的习惯。北京朝阳医院睡眠呼吸中心主任郭兮恒教授曾表示，25% 以上的打鼾者有阻塞性睡眠呼吸暂停，其中八成以上未曾就医。在患有阻塞性睡眠呼吸暂停的群体中，年轻化的趋势日渐明显，据统计有 1%～5% 的儿童患有阻塞性睡眠呼吸暂停。

《健康时报》的一项报道显示，在全球范围内，每年有超过 10 万人因打鼾而直接死亡！

二、打鼾的机制

（1）鼾声是怎么产生的？

当呼吸时，你会通过鼻子、嘴巴和喉咙推动空气流通。如果气道受到限制，组织——包括软腭（口腔顶部的后部）、扁桃体、腺样体和舌头——在你迫使空气通过时会振动，发出隆隆的响声，就如同吹哨子的原理一样。而气体经过由喉、咽及鼻部组成的上呼吸道时发出的声响，被我们称为鼾声。

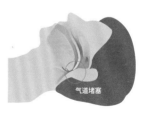

鼾声的形成机制

打鼾的人气道较正常人窄，在正常清醒时气道不会堵塞，因为咽喉部肌肉代偿性收缩能够使气道保持开放状态。而当睡眠时，神经兴奋性下降，后眼部肌肉松弛，上气道塌陷，咽部组织堵塞。此时当你呼吸，气流通过时将引起振动，于是出现打鼾现象，阻塞严重时，气流无法通过，呼吸停止，非常危险。

（2）影响打鼾的原因

当通过你的嘴和鼻子的气流被阻塞时，你就会打鼾。有几件事会干扰气流，包括如下。

阻塞鼻气道。 有些人只在过敏季节或鼻窦感染时打鼾。鼻中隔偏曲

（分隔一个鼻孔与另一个鼻孔的"墙"偏离中心）或鼻息肉等问题也会阻塞你的气道。

喉咙和舌头的肌肉张力差。喉咙和舌头的肌肉可能过于放松，这会使它们塌陷到你的气道中。

粗大的喉咙组织。超重会导致这种情况。有些孩子的扁桃体和腺样体很大，这也会使他们打鼾。

长软腭和悬雍垂相互碰撞。长软腭或悬雍垂（口腔后部的悬垂组织，即小舌头）可以缩小从鼻子到喉咙的开口。当你呼吸时，这会导致它们振动并相互碰撞，你的气道就会被阻塞。

酗酒和吸毒。饮酒或服用肌肉松弛剂也会使你的舌头和喉咙肌肉过度放松。

睡姿。仰睡会让你打鼾。使用太软或太大的枕头也会导致打鼾。

睡眠不足。如果你没有得到足够的睡眠，你的喉咙肌肉可能会过度放松。

三、打鼾的危害与后果

打鼾容易引起的日常症状有如下几种。

（1）**日常精神不佳。**因为打鼾会影响正常睡眠节奏，导致睡眠质量差，容易引起患者日常精神状态差、无法专注、记忆力下降、工作效率低下等问题。

（2）**人会显得肥胖。**打鼾引发的缺氧和水肿是一个恶性循环。由打鼾引起的缺氧，会导致局部的组织水肿加重，气道变得越发狭窄，进而导致缺氧更加严重，如此循环，因此打鼾的人会显得越发肥胖。

（3）**加快衰老，引发面部畸形。**睡眠不足会加快衰老速度。研究发现，睡眠不足人群不仅容貌表现为气色不佳、表情木讷，衰老速度更是高于正常人3倍左右。打鼾的人因为睡眠秩序被打乱，深度睡眠时间不足，生长激素释放受影响，不仅看上去比真实年龄要老，还极易因为总以口呼吸代替鼻呼吸，引起面部畸形。

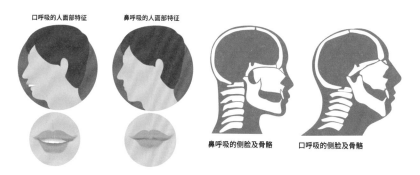

口呼吸与鼻呼吸的面部及骨骼特征

（4）**容易诱发心血管疾病**。由打鼾引起的阻塞性睡眠呼吸暂停导致的缺氧，容易引发血压升高、心律失常等症状。

（5）**窒息或猝死**。呼吸道阻塞严重的患者有窒息的风险，甚至会在睡眠中猝死。

（6）**影响儿童健康发育**。儿童打鼾容易影响生长发育，例如引发生长速度慢、智力发育滞后等问题。

（7）**引发多种并发症**。持续打鼾容易诱发多种并发症，例如：鼻炎、咽炎、支气管哮喘、糖尿病、胃食管反流症、ED等。

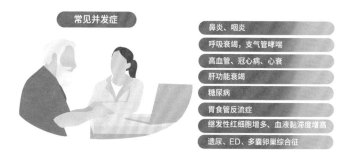

阻塞性睡眠呼吸暂停引起的并发症

四、打鼾的缓解与治疗

（1）改变睡眠姿势

改变睡眠姿势能够非常有效地缓解打鼾症状。

抬头。仰卧会使你的舌根和软腭塌陷到喉咙后壁，从而在睡眠时产生振动声，导致睡眠呼吸暂停。多年来，睡眠专家一直建议抬高头部睡觉以减少打鼾。抬起头，消除喉咙的压力，打开鼻道，迫使舌头和下巴向前，能够减少打鼾。幸运的是，可调节的智能床让你比以往任何时候都更容易抬起头来睡觉，从而减少打鼾，让你和你的伴侣获得良好的睡眠。事实上，如果你的鼾声让你的伴侣晚上睡不着，他们只需按一下按钮就可以抬起床头，而不必叫醒你。

很多没有智能床的人喜欢用多个枕头来垫高头部，减少打鼾，然而这些枕头可能会在睡眠中位移，你不得不断调整枕头，睡眠同样会被打扰。即使你没有因为枕头发生位移而醒来，头部与背部高度降低后，打鼾和阻塞性睡眠呼吸暂停也将继续。如果你发现将上半身垫高能够减少打鼾，但厌倦了与枕头打架，那么是时候购买一张智能床了，它可以帮助你在晚上轻松撑起上半身，从此告别和枕头打架的日子。

利用零重力模式。智能床的可调节头尾功能可以让你利用零重力模式睡眠，进一步缓解打鼾。将智能床设置到零重力模式时，你的头部和腿部将相应抬高。这种方式通过减少背部压力、增加血流量、减轻心脏压力来减轻身体负担。而更好地支撑身体及均匀分布身体重量，能帮助你打开呼吸道，从而缓解打鼾。

零重力模式最初是为航天员设计的，可以让身体保持最中立的姿势，无论是在月球还是在地球，都能给你最佳的睡眠体验。

（2）改变生活方式

减肥。超重的人更容易打鼾，因为喉咙周围的脂肪组织庞大、肌肉张力差，会导致打鼾。控制卡路里摄入量，保持健康的饮食和定期锻炼是减肥的最佳方法。

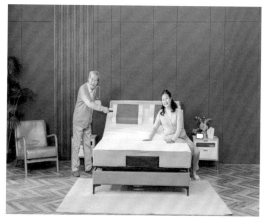

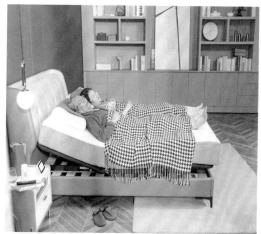

智能床

避免饮酒。大量饮酒会导致喉咙肌肉过度放松，引起振动。睡前避免饮酒能够减少或免于打鼾。

戒烟。戒烟能够减少打鼾。吸烟除了损害身体健康外，还会刺激呼吸道，导致打鼾的后果更严重。

避免服用安眠药。镇静药物可使你进入深度睡眠，但服用此类药物也可能对喉咙肌肉有放松作用并导致打鼾。

（3）治疗阻塞性睡眠呼吸暂停

如果打鼾情况非常严重，推荐以下治疗方式。

戴下颌前移装置（MAD）。如果舌头在睡眠期间部分阻塞喉咙后部，会导致打鼾。将下颌前移装置戴在口中，使舌头向前，可以减少打鼾。

戴前庭盾。前庭盾也是戴在嘴里的。因为睡眠时由嘴巴张开而引起的打鼾，可以通过戴前庭盾促使使用鼻子呼吸来改善。

使用鼻扩张器或鼻条。被阻塞的气道或狭窄的气道也可能导致打鼾，鼻扩张器或鼻条能够让人在睡觉时保持鼻子张开，让患者更轻松地呼吸。

使用鼻腔喷雾剂。当气道阻塞或狭窄导致打鼾时，可以使用鼻腔喷雾剂帮助减少鼻子和气道的炎症。

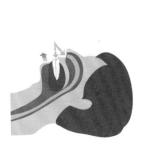

戴下颌前移装置

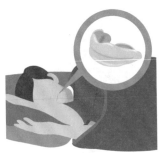

戴前庭盾

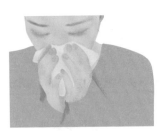

使用鼻扩张器

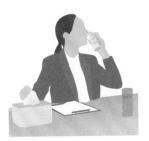

使用鼻腔喷雾剂

后　记

这本书从立项到发行，差不多经历了一年多的时间，在这个过程中，我们编写小组查阅了大量的中外文献，也多次向相关领域专家请教，由于版面受限，很多我们查阅到的内容未能与大家见面，在此仅留下最精华、最有意思的内容，将其呈现在您面前。

在此特别感谢公司首席产品经理项乐宏先生对本书提出的宝贵意见，他曾深受腰椎间盘突出症之苦，因此希望更多的人能看到本书并从中受到启发，改变以往的不良习惯。

感谢编写小组成员，在本职工作之余，参与本书的编写。谢谢胡应英、刘秀佩、虞浩英、张珂、徐嘉佳、胡盛、周捷、刘自宏，赵洁琼、应思敏、徐袁旻，以及浙江大学宁波理工学院教授，传播学博士，硕士生导师何镇飙先生及团队成员陆琬清等人的支持。

也感谢出版社编辑老师们以高度的责任感完成三审三校，确保本书顺利出版。